sciente

Prácticos
Vivir Mejor

Endika Montiel

Ayuno consciente

Una práctica de autoconocimiento 4.0

Planeta

Certificado PEFC

Este libro procede de bosques gestionados de forma sostenible y fuentes controladas

PEFC

PEFC/14-38-00305

www.pefc.es

Avinguda Diagonal, 662, 6.ª planta. 08034 Barcelona (España)
www.planetadelibros.com

Diseño de maqueta: © Diego Carrillo
Adaptación de la cubierta: Booket / Área Editorial Grupo Planeta a partir de la idea original de Pedro Tarancón
Ilustración de la cubierta: © Cliparea / Custom media / Shutterstock
Primera edición en Colección Booket: enero de 2022

Depósito legal: B. 19.083-2021
ISBN: 978-84-08-25153-8
Impresión y encuadernación: Liberdúplex, S. L.
Printed in Spain - Impreso en España

Biografía

Endika Montiel (1989) es técnico superior en Nutrición, campeón de Mr. Olympia Europa y exfutbolista. Actualmente se dedica a asesorar y brindar *coaching* a personas conscientes de la importancia de la salud para alcanzar objetivos de mejora de la estética corporal y la calidad de vida. Es, además, especialista en la optimización del rendimiento deportivo con futbolistas de élite y deportistas en general, con los que trabaja las áreas de nutrición, suplementación y entrenamiento. Tiene consultas abiertas en Bilbao y Miami, y participa a menudo como ponente en múltiples seminarios sobre nutrición, *fitness* o fisioculturismo.

@endika_montiel

ÍNDICE

El ayuno fortalece tu cuerpo y tu mente 11

PARTE 1
CONÓCETE A TI MISMO 23

Comienza con un propósito en mente 25
Una de las preguntas más buscadas en Google 26
Tus ritmos naturales: los biorritmos 32
Eres el resultado de tu regulación hormonal 40
La insulina, más importante de lo que crees 42
El éxito reside en tu microbiota 56

PARTE 2
AUTOCONOCIMIENTO 4.0 63

¿Qué es el ayuno intermitente? 65
Comerte a ti mismo 69
¿Qué es la autofagia? 73
¿Cómo se activa la autofagia? 76
¿Cómo funciona el ayuno? 84
Beneficios del ayuno 88
Ayuno y microbiota 95
Fortalece tu cerebro 105
Flexibilidad metabólica 117
Ayunos intermitentes 130
Ayunos largos 134
Ayunos prolongados 139
Bonus: Ayunos terapéuticos 141

PARTE 3

EL AYUNO Y TU SALUD 155

El lado oscuro del ayuno 157
¿Cuánto tiempo ayunar? 159
Ayuno en casos de hipotiroidismo 163
¿Pueden los niños practicar el ayuno? 164
Ayuno en adultos mayores 165
Ayuno en fase de ganancia muscular 166
¿Entrenamiento en ayunas? 169
Ayuno en la mujer 171
Estoy embarazada, ¿puedo ayunar? 173
¿Qué rompe el ayuno? 174
¿Edulcorantes? 177
Aminoácidos 186
Otros alimentos 188
¿Qué consumo durante el ayuno? 190
¡Que no falten los minerales! 202

PARTE 4

¿CÓMO HACER UN AYUNO? 209

Prepárate para el ayuno 211
Suplementación durante el ayuno 224
El *des-ayuno*, la comida más importante 231
Comida de tazón 234
¿Cómo salir del estado de ayuno? 236
Hacks! 237
¿Cuánto comer? 241
Hackea tu mente 244

Ayuna para sentirte (y conocerte) mejor 249

El primer paso es sanar por dentro.

ENDIKA MONTIEL

EL AYUNO FORTALECE TU CUERPO Y TU MENTE

El ayuno es una estrategia que va mucho más allá de causar una restricción calórica (RC) para favorecer la pérdida de peso o de grasa. Muchos profesionales del sector de la salud lo utilizan como herramienta terapéutica por sus beneficios sobre el organismo, especialmente ante ciertas patologías. Pero el ayuno es, sobre todo, **una práctica de autoconocimiento.**

Cuando el ayuno pasa de ser una práctica poco frecuente y experimental a ser un hábito que forma parte de tu estilo de vida, tu mente se ajusta a él en modo «piloto automático». Es decir, ya no se esfuerza en «hacer ayuno», porque ha cambiado su enfoque acerca de la alimentación. Como resultado, tu práctica del ayuno se vuelve más consciente y te das cuenta de que sus beneficios van más allá del simple hecho de perder peso y grasa.

En el mundo de la mejora de la composición corporal, de la nutrición y del *fitness*, existe el mito de la alta frecuencia de la comida (4-6 veces al día) para evitar el catabolismo muscular —si no recibe alimento, el organismo «devora» los músculos—, aumentar el metabolismo —el conjunto de los cambios químicos y biológicos que tienen lugar continuamente en las células— y mantener un suministro de energía constante.

En efecto, cada vez que comes, tu cuerpo envía la energía a tu intestino para digerir, absorber y desechar los alimentos ingeridos. Este proceso demanda grandes cantidades de energía y pone a tu cuerpo en un estado de *stand by*, de manera que quizá experimentes cierta somnolencia o te disperses, haciendo que tu foco de atención se pierda por completo.

Por tanto, te desconecta.

La comida no es mala, por supuesto, pero sí una necesidad hedónica (del griego *hedóné*, 'placer'). En otras palabras: tu mente busca experiencias que te produzcan placer, y comer, obviamente, es una de ellas.

Puede que ya fueras, en cierto modo, consciente de lo que acabas de leer. Si no es así, no te preocupes: puedes empezar ahora a prepararte para el ayuno.

Practicar **el ayuno puede ayudarte a ser más consciente de las sensaciones que experimentas** cuando no hay comida en tu intestino, a capacitarte para identificar cuándo el hambre que sientes es real y cuándo es fruto de tus emociones.

El ayuno te permite conocer la verdadera capacidad de tu cuerpo.

Esta práctica puede formar parte de tu estilo de vida y, como estrategia nutricional, te permitirá:

- romper paradigmas acerca de la nutrición;
- reconciliar tu relación con la comida;
- reconocer que no eres un robot y que las calorías no son lo más importante;
- conocer mejor la capacidad de tu cuerpo;
- sanar tu microbiota intestinal;
- desconectar la percepción del tiempo;
- aumentar tu productividad laboral o académica;
- potenciar tu cognición;
- mejorar tu rendimiento deportivo;

- ser flexible y evitar que la comida te esclavice;
- disfrutar cuando sales de vacaciones, de viaje o comes fuera de casa;
- evitar comer si no es necesario;
- identificar qué alimentos te sientan mal;
- prepararte para una oposición, una competición o un retiro espiritual;
- ser más consciente de las sensaciones que te envía tu cuerpo;
- conectar con tu «yo interior».

Además de los beneficios que aportará a tu salud a medio y largo plazo, el ayuno consciente es una sofisticada tecnología ancestral que **ayuda a que te conectes con tu «yo interior» y avances en tu proceso de evolución personal.**

El ayuno va mucho más allá de consumir menos calorías para perder peso o grasa: su práctica te ayuda a conocerte mejor.

¿Qué tipo de ayuno me conviene?

Durante el proceso de la vida, adquirimos información por diversos medios que nos ayudan a crear una percepción acerca de la realidad. La información es una herramienta que contribuye a cimentar las bases del conocimiento acerca de cualquier aspecto que integra nuestra vida, para luego pasar a la práctica. Finalmente, podemos decir que la información nos brinda un sentido de orientación y seguridad.

Si esta información se acumula, nos satura y en algunas ocasiones evita que pasemos a la acción. Con la palabra «infoxicación», un neologismo acuñado por el especialista en innovación Alfons Cornella, se alude al exceso de información que impide profundizar en el conocimiento.

La percepción de las experiencias vividas durante el proceso de la vida es completamente distinta para cada ser humano de este planeta. Lo que para ti es bueno, para otro podrá ser malo o neutro; lo que te hace experimentar placer a ti, a otro no se le pasará por la mente.

Cada dato que recopilas te ayuda a resolver una situación, a ampliar tu conocimiento y mejorar tu calidad de vida. Y es que el verdadero conocimiento es el resultado de una suma:

Información + Práctica + Experiencia + Reflexión.

Filosofías, enfoques, métodos, estrategias, tácticas... Hay muchos y todos son válidos, pero ¿cuál es el mejor? Sin duda alguna, el que se adapta a ti. Y lo mismo ocurre con el ayuno: **hay diferentes tipos de ayuno, pero solo tú puedes saber cuál es el que más te conviene.**

El mejor método de ayuno es el que se adapta a tus gustos, preferencias y estilo de vida.

Actualmente, existen diversos métodos y diferentes enfoques en la práctica del ayuno. Unos son más populares que otros y pueden tener finalidades tanto terapéuticas como espirituales. Pero, antes de continuar, recuerda que lo más importante es el conjunto de hábitos que forman tu estilo de vida, ya que te ayudarán a gozar de la salud y el bienestar.

Todas las estrategias, técnicas y metodologías, tanto de nutrición o entrenamiento como de productividad, te brindan un paso a paso que puedes seguir. Todas te ayudarán a mejorar un aspecto de tu vida, pero, sin una base adecuada, ponerlas en práctica será como decorar una pared que carece de cimientos.

Se ha demostrado que cada uno de los tipos de ayuno estimula la autofagia en cierto grado (como verás en la segunda parte), pero no que ningún método sea mejor que otro. Por tanto, elige el que más se acomode a tu estilo de vida y a tu situación particular. En definitiva, practica, experimenta y saca tus propias conclusiones.

Aplicando el método 80/20 de Pareto —de forma general, el 80 por ciento de las consecuencias proviene del 20 por ciento de las causas—, en este libro divido los métodos de ayuno en tres grandes categorías para facilitar su comprensión: intermitentes, largos y prolongados. Cada uno de ellos tiene su propia historia, enfoque, circunstancias y metodología, aunque los sintetizaré para evitar un exceso de información.

Más adelante, te enseñaré paso a paso cómo realizar un ayuno para que puedas iniciarte en su práctica. Recuerda que a partir de las doce horas ya puedes experimentar sus beneficios.

Sea cual sea tu objetivo, **encontrarás una forma de ayuno que te ayudará a sentirte (y a conocerte) mejor.**

Ayuno consciente

El ayuno consciente no es una metodología específica que apunte a mejorar la composición corporal. Simplemente consiste en la práctica de cualquier ayuno porque eres consciente de los numerosos beneficios que aporta a tu salud:

- al gozar de salud, tu vitalidad aumenta;
- al aumentar tu vitalidad, dispones de más energía;
- aprendes a gestionar mejor la energía de la que dispones;
- dedicas esa energía a los aspectos que integran tu vida;
- esa energía te ayuda a lograr tus objetivos en esos aspectos;
- cuando alcanzas un objetivo, has construido una mejor versión de ti;

- construir la mejor versión de ti demuestra que evolucionas como ser humano;
- tu evolución requiere un grado de consciencia;
- la consciencia te hace encontrar la plenitud;
- y la plenitud **te lleva al bienestar, la paz y la armonía.**

La práctica del ayuno te hace más consciente de tu propio y auténtico ser; más consciente de que, sin la salud, todo lo demás carece de sentido; más consciente de que tu cuerpo respeta un orden biológico para su funcionamiento; más consciente de que la energía se administra en diferentes procesos fisiológicos que determinan tu rendimiento durante el día. Ves tu cuerpo como algo más, como el organismo biológico adaptativo en el que habitas y que te permite realizar tu propósito en la vida.

Con el ayuno, eres más consciente del acto de comer, de que vives en un sistema que conduce a que consumas y sigas consumiendo sin importar tu salud.

Eres el resultado de una serie de decisiones. Unas decisiones que tomas de acuerdo con el modo en que piensas, y este es determinado por tus emociones y sensaciones, las cuales están reguladas por tu microbiota intestinal. Come un donut y experimentarás ansiedad, bebe una taza de té y experimentarás tranquilidad.

Conocerte bien y descubrir quién eres es el primer paso para crear tu mejor versión.

Antes de empezar

Mi nombre es Endika Montiel. *Coach* nutricional, exfutbolista y campeón Mr. Olympia Europa, actualmente me dedico a ayudar, generar consciencia y brindar *coaching* a personas conscientes de la importancia que tiene la salud para alcanzar objetivos de estética corporal, rendimiento deportivo y calidad de vida. Mi método, sencillo y práctico, te ayudará a **cambiar tu paradigma acerca de la alimentación**; luego, a **incorporar hábitos de vida saludable;** y, por último, a **sacar tu máximo potencial para construir tu mejor versión.**

Debido a mis problemas fisiológicos, digestivos y hormonales derivados de una mala relación con la comida y un estrés excesivo, me dediqué a estudiar, investigar y asesorarme con profesionales de la salud para poner fin a esa situación. Como resultado, me topé con una manera de sanar a nivel celular por medio de la autofagia, un mecanismo que genera múltiples beneficios sobre la salud. Así descubrí que una de las maneras más efectivas de activar este mecanismo es el ayuno.

Hoy en día, el ayuno es un hábito que forma parte de mi estilo de vida. Esta práctica me ha permitido conocer mejor cómo funciona mi cuerpo, conectar con las sensaciones de mi interior y ser más consciente de la importancia de la salud para experimentar bienestar y plenitud. El fin último de este libro es compartir mi conocimiento adquirido gracias a la información, la práctica y la experiencia vivida respecto al ayuno como hábito que persigue mejorar la salud, el bienestar y la calidad de vida. **Si decides iniciarte en la práctica del ayuno, consulta antes a un médico o profesional de la salud para lograr tus objetivos con todas las garantías.**

¡Una buena alimentación y una vida saludable te ayudarán a construir tu mejor yo!

De todos los conocimientos posibles, el más sabio y útil es conocerse a sí mismo.

WILLIAM SHAKESPEARE

PARTE 1

CONÓCETE A TI MISMO

Comienza con un propósito en mente

¿Para qué? Tal vez sea la primera pregunta que deberías plantearte si has decidido iniciarte en la práctica del ayuno. Responder a esta pregunta te facilitará mucho saber por dónde y cómo empezar.

El ayuno no es realmente nada nuevo pero sí puede ser muy sofisticado. Hoy en día su práctica se ha convertido en algo *trendy*, no solo por las numerosas aportaciones científicas que respaldan sus beneficios para la salud, sino también debido al *marketing* que categoriza el ayuno como una herramienta para la pérdida de peso y de grasa corporal.

En todo caso, de una u otra manera, **esta práctica saludable te aportará mucho más de lo que imaginas.**

Al saber cuál es tu objetivo, tu propósito, elegir un protocolo en particular, practicarlo e incorporarlo a tu estilo de vida te será mucho más fácil. **Cuando ya sabes cuáles son los resultados que deseas alcanzar, te evitas experiencias ingratas y te ahorras mucho tiempo.**

Como he dicho, el ayuno no es nada nuevo, pero, si sabes cómo incorporarlo a tu estilo de vida, resultará más eficaz.

El ayuno te ayuda a ser más consciente de tus sensaciones y a mejorar tu calidad de vida.

Una de las preguntas más buscadas en Google

Es interesante mencionar que la pregunta «¿Qué es el ayuno?» es muy popular. Tanto que en los últimos años ha mostrado una tendencia ascendente en el motor de búsqueda de Google y, seguramente, seguirá creciendo en el futuro.

La respuesta más clara y concisa que necesitas saber si has decidido pasar a la práctica es esta: **el ayuno consiste en abstenerse de ingerir alimentos de manera voluntaria durante un período determinado de tiempo.**

Pero, antes de incursionar en este apasionante viaje al ayuno, vamos a conocer algunos principios básicos, metabólicos, hormonales y bioquímicos relacionados con la fisiología del cuerpo humano. De esta manera, podrás comprender por qué sientes, piensas y actúas de la forma en que hoy lo haces.

Al aprender cómo funciona tu cuerpo y manipular las variables que generan el efecto hormético —nuestro cuerpo da una respuesta beneficiosa a una dosis mínima de un elemento perjudicial en dosis mayores—, podrás *hackear* tu biología para mejorar tu salud y disfrutar de una mayor calidad de vida.

Conoce tu cuerpo y podrás mejorar tu salud.

El ser humano es un organismo multicelular diseñado para adaptarse y sobrevivir en contextos extremos, carentes y precarios, y al mismo tiempo se acomoda rápido ante contextos de abundancia, generosidad y comodidad.

La vida moderna, la urbanización y la tecnología se han enfocado en sistematizar los procesos, ahorrar tiempo y facilitarnos la vida. Vivimos en la nueva era, la era digital. Hoy en día, con un simple «Hey, Siri» podemos tener comida en la puerta de nuestra casa en menos de treinta minutos; a tres o cuatro metros de distancia podemos abrir la nevera y disfrutar de un aperitivo; las aplicaciones tecnológicas, relojes inteligentes y fórmulas matemáticas nos indican cuánto tenemos que comer cada día.

La Real Academia Española define la tecnología como el «conjunto de los instrumentos y procedimientos industriales de un determinado sector o producto». En otras palabras, incluye todas las herramientas prácticas que ayudan a facilitar las tareas del ser humano.

Gracias a la tecnología, hoy menos es más. Con menos esfuerzo, menos desgaste energético y menos adaptación obtenemos más resultados, beneficios y bienestar. **Vivimos en la era más cómoda de la historia y, sin embargo, cada día queremos más: más sa-**

tisfacción, más logros, más dinero, más lujos y más experiencias placenteras.

Estos «narcóticos contemporáneos» generan constantemente una nueva necesidad, nos obligan a buscar fuera de nosotros y nos desconectan de nuestro yo interior, donde residen las respuestas que realmente necesitamos para alcanzar la felicidad.

Tu «yo interior» te conducirá a la salud y a la felicidad.

Estos modelos sociales, estereotipos, tendencias e influencias hacen que generemos percepciones irreales acerca de la realidad. Son distractores mentales —es decir, elementos que distraen y desenfocan nuestra mente— que nos llevan a quererlo todo para ayer. Y la causa de una enfermedad muy conocida: el estrés.

Nos alejan de nuestra verdadera esencia, y se nos olvida que nos encontramos en un proceso y que todo respeta un orden y tiempo supremos.

Cuando se trata de composición y estética corporal, por ejemplo, pretendemos alcanzar un cuerpo playero, definido y listo para la competición en cuestión de días, semanas o, como mucho, unos cuantos meses. Caemos en el todo o nada, el perfeccionismo, la rigidez y el extremismo.

Recurrimos a dietas hipocalóricas, al entrenamiento excesivo, a suplementos y estrategias nutricionales para alcanzar lo más rápido posible el objetivo que nos hemos propuesto, pero mágicamente se nos olvida que el estado de nuestro cuerpo, el punto de partida de ese proceso, es el resultado de una serie de decisiones que hemos tomado a lo largo de los años, independientemente de nuestra edad actual.

La perfección es sinónimo de destrucción, un estado de consciencia mental inalcanzable. Piensa: **si la perfección existiera, ¿qué sentido tendría el proceso de la mejora continua?**

Pero ese es tema para otro libro.

Si piensas en la perfección en términos de llevar un conteo de las calorías, cuadrar los macros, aplicar técnicas de entrenamiento avanzadas, desarrollar una excesiva actividad aeróbica, generar un déficit calórico agresivo y, entre otras estrategias, ayunar de una manera excesiva e incorrecta, lo único que obtendrás como resultado será un desequilibrio metabólico, energético y hormonal.

Quizá en algún momento habrás experimentado épocas definidas por ciclos como este: entrenar, cocinar, preparar recipientes para alimentos, tiempos de comida, trabajar, descansar y repetir.

¿Te suena el miedo a catabolizar, a perder masa muscular, a mantener una alta frecuencia de comidas y diez mil pasos al día, a no consumir un gramo de más ni de menos y aun así no lograr concretar tu objetivo?

El cuerpo humano está diseñado naturalmente para encontrar la homeostasis —la estabilidad, el equilibrio— y de esta manera sostener todos los procesos vitales que permiten la supervivencia. Si sometes tu cuerpo a un estrés excesivo, lo privas de nutrientes y de energía, con lo que desencadenas toda una serie de alteraciones que te van a impedir no solo progresar, sino también gozar de buena salud.

Conócete mejor para gestionar todas las variables a tu favor.

Tus ritmos naturales: los biorritmos

Desde una perspectiva muy global, para que el proceso de la vida se pueda dar en equilibrio, **todas las formas vivientes tienen un reloj biológico interno que permite optimizar la fisiología y el comportamiento** ante la variada demanda del ciclo día-noche.

Estas oscilaciones son conocidas como «ritmos circadianos», una expresión proveniente del latín *circa* ('aproximadamente o alrededor de') y *dies* ('día'). Son ritmos naturales en los que tu cuerpo fluye conectado con los ciclos diurnos y nocturnos del medio ambiente. Estas adaptaciones evolutivas promueven la supervivencia y la evolución.

El ritmo circadiano, que dura entre 23 y 25 horas —aunque algunos estudios lo fijan, con gran precisión, en 23 horas, 54 minutos y 4 segundos—, regula muchos de los procesos fisiológicos. Los organismos vivos han evolucionado para restringir su actividad durante la noche o el día, desarrollando un reloj circadiano endógeno —interior— para garantizar que los procesos fisiológicos que aseguran la vida se realicen en los momentos óptimos. Durante ese tiempo, tu cuerpo recibe señales que lo avisan de cuándo ir a dormir, despertar o comer.

Para que las células funcionen correctamente, necesitan recibir el material adecuado en el momento adecuado. Es como un reloj suizo, como una orquesta sinfónica en la que todos los mecanismos y partes deben trabajar en orden y armonía. Las proteínas, enzimas, grasas, carbohidratos, hormonas, ácidos nucleicos y otros compuestos necesarios para la supervivencia deben ser absorbidos, descompuestos, metabolizados y producidos en un período de tiempo preciso.

La energía debe obtenerse, dividirse y asignarse al crecimiento, la reproducción, el metabolismo, la locomoción y la reparación celular. Todos estos procesos requieren una sincronización.

Los procesos fisiológicos respetan un orden natural.

Tu cuerpo posee un reloj biológico maestro, llamado «reloj del núcleo supraquiasmático», que está ubicado en tu cerebro. Además, cuenta con varios «relojes periféricos circadianos» —situados en el estómago, el hígado, el páncreas, el intestino delgado, la grasa y las células del músculo esquelético—, que están controlados internamente por un área del cerebro: el hipotálamo. A su vez, este se encuentra sincronizado por un *zeitgeber*.

Un *zeitgeber* es una señal de arrastre o dador de tiempo producido por patrones ambientales externos como la luz, la rotación de la Tierra, la temperatura y la disponibilidad de alimentos, entre otros.

Los ritmos circadianos no son impulsados por un ciclo externo, sino que se generan internamente y luego se incorporan para que se sincronicen con el ciclo externo.

Cada ser viviente tiene una variación del código genético circadiano.

Los biorritmos tienen un impacto en el metabolismo a lo largo del día. La sensibilidad a la insulina, por ejemplo, disminuye a lo largo del día y durante la noche. Por su parte, la hormona del crecimiento (HGH, por sus siglas en inglés) se libera de la glándula pituitaria, situada en la base del cerebro, durante el sueño profundo, es decir, en la etapa más reparadora del ciclo del sueño. A su vez, la HGH es inducida por otra hormona, la melatonina, que ayuda a tu cuerpo a entrar en «modo de reparación» durante el sueño.

A la luz del día, tu cuerpo se encuentra en modo de vigilia, preparado para la acción. Es durante este ciclo circadiano cuando tu gasto energético es mayor, pues los órganos están activos para realizar los diferentes procesos fisiológicos como ingerir, digerir y absorber los nutrientes provenientes de los alimentos consumidos.

La microbiota intestinal —formada por millones de microorganismos vivos, principalmente bacterias, y fundamental para un correcto funcionamiento del aparato digestivo y del sistema inmunitario—, el hígado y el páncreas necesitan una sincronización interna —conseguida gracias a los «relojes periféricos»— para que el flujo sanguíneo llegue a ellos y puedan desarrollar sus funciones. Por el contrario, **durante la aparente inactividad nocturna, se producen actividades esenciales como la reparación celular, la eliminación de toxinas y el procesamiento de la información.**

En 1892, Fletcher Bascom Dresslar, estudiante de la Universidad de Clarke en Massachusetts (Estados Unidos), publicó un artículo con los resultados de un estudio destinado a establecer qué elementos influyen en la rapidez de los movimientos voluntarios. En este experimento, los sujetos debían pulsar trescientas veces un manipulador Morse (una tecla utilizada por los operadores de telégrafo), cronometrando el proceso cada dos horas. Repitieron el procedimiento, desde las ocho de la mañana hasta las seis de la tarde, todos los días durante seis semanas. El resultado fue que la velocidad de tecleo aumentaba de ocho de la mañana a doce del mediodía. A partir de esa hora comenzaba a disminuir, para volver a aumentar a las seis de la tarde.

Esto evidencia claramente que todos los procesos fisiológicos, motrices, cognitivos y conductuales fluyen a lo largo de esas casi 24 horas del día. Durante la noche, la presión arterial y la frecuencia cardíaca disminuyen, y vuelven a aumentar antes de despertar.

La hormona del cortisol activa los mecanismos de oxidación de grasas del cuerpo e inicia el ritmo circadiano. Su producción comienza hacia las cuatro de la madrugada y alcanza su punto más alto a las ocho de la mañana.

Cuando te levantas, ya dispones de energía para empezar el día.

El ritmo circadiano ayuda a sincronizar los procesos energéticos como la ingesta de alimentos. Pero ¿qué sucede si consumes alimentos en el momento menos adecuado?

El hambre sigue los ritmos circadianos. Los estudios confirman que, **para la mayoría de las personas, el hambre es muy baja a primera hora de la mañana, a pesar de que han pasado en ayuno la mayor parte de la noche.** La grelina, llamada «la hormona del hambre», alcanza su pico más bajo a las ocho de la mañana y el más alto a las ocho de la tarde, de ahí que la sensación de hambre suela aumentar cuando se acerca la noche.

En 2009, el doctor Satchin Panda, profesor en el Instituto Salk de Estudios Biológicos (San Diego), realizó un experimento en ratones nocturnos. Los alimentó durante el día y observó que los genes del hígado se activan y desactivan en 24 horas e ignoran la exposición a la luz del día, evidenciando que los alimentos, y no el cerebro, son los que alteran el reloj periférico hepático.

Recuerda que **existe una estrecha relación entre tu aparato digestivo y tu estado de salud,** a través del eje microbiota-intestino-cerebro, y que el intestino tiene su propio reloj periférico circadiano, es decir, se puede programar según los patrones de alimentación que conforman tus hábitos de vida.

Pero es un hecho que nos han programado para seguir patrones de alimentación totalmente opuestos a la naturaleza del cuerpo humano. Los placeres hedónicos —destinados únicamente a satisfacer nuestra mente— y las necesidades implantadas —que realmente no son necesarias— han causado que nos desconectemos de nuestras sensaciones.

Escucha a tu cuerpo, él te guiará hacia la salud y el bienestar.

Durante la mayor parte del sueño, tu cuerpo se encuentra prácticamente en un estado de ayuno, con una tasa metabólica basal sostenida por una leve cetosis —en lugar de glucosa (azúcar), el organismo consume como principal fuente de energía cuerpos cetónicos, producidos en el hígado a partir de la grasa ingerida o acumulada—, de modo que estos cuerpos cetónicos tienden a suprimir el apetito. Pero muchas veces, si ponemos atención, comprobaremos que, al levantarnos, nuestro cuerpo no suele pedir comida, a menos que mantengamos un hábito de muchos años atrás. En este caso, por ejemplo, el hambre matutina es más una cuestión de costumbre que un hambre real.

Entonces, **si por la mañana no tienes hambre, ¿para qué comer? Tu cuerpo está diseñado naturalmente para ayunar.**

La actividad del páncreas es mucho mejor durante el día que por la noche. Esto significa que la función de la insulina, responsable de regular la glucosa en la sangre y del reparto de energía, será mejor por el día debido a que tu cuerpo actúa según su ritmo circadiano interno, influido por el ciclo externo. Al caer la noche, la melatonina aumenta y se une a su receptor en el páncreas para que deje de producir insulina. De esta manera, el cuerpo entra en modo de recuperación debido a que no podrá gestionar bien la energía durante ese período de tiempo.

Por eso, **es una buena costumbre tomar la última comida del día unas 3-4 horas antes de ir a la cama,** de modo que el cuerpo disponga del tiempo necesario para realizar los procesos correspondientes (digestión y almacenaje de nutrientes) y estos no interfieran en sus biorritmos.

La alimentación restringida en el tiempo *(time restricted feeding)* es un patrón de alimentación en sincronía con los ritmos circadianos.

Como recordarás, el reloj maestro de tu cuerpo está muy conectado a las vías de detección de nutrientes, a la presencia de calorías y alimentos. Por ello, el ayuno sigue este patrón natural de alimentación, acortando los períodos convenientes para consumir alimentos.

Practicar el ayuno consiste sencillamente en seguir los patrones de adaptación del ser humano a lo largo de su proceso evolutivo para garantizar la supervivencia.

La primera barrera para adaptarse a esta práctica es la mental, pero luego, una vez superada, el ayuno hace que tu energía se concentre y que te sientas mejor que nunca.

Eres el resultado de tu regulación hormonal

El cuerpo humano es un organismo con una programación perfectamente diseñada para encontrar en todo momento un equilibrio interno que regula los procesos, permite las funciones vitales y logra la supervivencia como fin último.

Este equilibrio se conoce como **«homeostasis».** Esta palabra —que proviene del griego *hómoios*, 'igual o similar', y *stásis*, 'estado'— se refiere a **cualquier proceso que los seres vivos llevan a cabo activamente para mantener las condiciones de relativa estabilidad necesarias para la supervivencia.** El término fue acuñado en 1930 por el médico Walter Cannon en su libro *La sabiduría del cuerpo*, donde describe la forma en que el cuerpo humano mantiene niveles constantes de temperatura y otras condiciones vitales, como el contenido de agua, sal, glucosa (azúcar), proteínas, grasas, calcio y oxígeno de la sangre.

El ayuno aumenta el metabolismo un 3,6 por ciento después de las primeras 48 horas.

Cada día, más de 150 agentes químicos —las hormonas— se transportan por tu cuerpo. Actúan como mensajeros químicos, orquestando una compleja sinfonía de mensajes que dicen a tus órganos lo que tu cerebro quiere que hagan. Las hormonas influyen en muchas funciones corporales como el metabolismo, la reproducción, los niveles de glucosa en la sangre, la presión arterial, los niveles de energía, la función renal, los patrones de sueño, el envejecimiento, el apetito y el deseo sexual, entre otras.

Durante el estado de ayuno, tu cuerpo genera una serie de adaptaciones metabólicas, energéticas y hormonales para encontrar la homeostasis. Por ejemplo, ante la reducción o carencia de glucosa en el plasma sanguíneo, disminuyen los niveles de insulina.

La insulina, más importante de lo que crees

Producida en el páncreas, **la insulina es la principal hormona de almacenamiento y dirige el reparto de nutrientes y la reposición de glucógeno.** Básicamente, ayuda a desbloquear las células para que puedan almacenar glucosa en forma de glucógeno hepático y muscular, que el organismo utilizará cuando lo requiera.

El hígado almacena entre 75 y 100 gramos de glucógeno hepático, mientras que el músculo esquelético acumula entre 200 y 500 gramos de glucógeno muscular. Luego, el exceso de glucosa se convierte en grasa. Es muy importante tomar conciencia de que no hay límite para la cantidad de grasa que puede ser almacenada.

Cuando las células no pueden absorber la glucosa debido a la resistencia a la insulina, el hígado tiene que lidiar con ella convirtiéndola en grasa. **Si mantienes tus niveles de glucosa lo más bajos posible, tu cuerpo quemará grasa; por el contrario, si son altos, la almacenará y, por tanto, ganarás peso.**

Los hidratos de carbono y las proteínas estimulan la liberación de la insulina. En cambio, las grasas generan un menor impacto y la mantienen relativamente inhibida.

Sin embargo, en la sociedad actual se sostiene la creencia de la alta frecuencia de comida y un alto consumo de hidratos de carbono como base de la pirámide nutricional, lo que conduce a una liberación excesiva de insulina, que provoca una resistencia a esta hormona reguladora.

Esto ocurre cuando las células de los músculos, la grasa y el hígado no responden bien a la insulina y no pueden utilizar la glucosa de la sangre para obtener energía. Para compensarlo, tu páncreas produce más insulina.

La resistencia a la insulina es la causa principal de muchos síntomas comunes y de patologías como:

- cardiopatía,
- hipercolesterolemia (niveles anormales de colesterol),
- diabetes tipo 2,
- enfermedad de Alzheimer,
- esteatohepatitis no alcohólica (enfermedad del hígado graso),
- obesidad,
- hipertensión arterial (presión alta),
- síndrome de ovario poliquístico (SOP).

¿Cómo mejorar la resistencia a la insulina? Desde décadas atrás, **el ayuno ha sido utilizado como herramienta terapéutica para tratar todas las alteraciones relacionadas con la resistencia a la insulina.** Al mismo tiempo, mejora la sensibilidad a esta hormona.

Es increíble cómo, al mantener los niveles de insulina bajos durante el ayuno, se desencadena el aumento de hormonas contrarreguladoras como la norepinefrina, el cortisol y la hormona del crecimiento, que contribuyen a la descomposición de la grasa corporal para ser utilizada como energía.

Al disminuir los niveles de glucosa e insulina, se inicia el estado de postabsorción. Tu cuerpo mantiene los niveles de glucosa en sangre entre 70 y 99 miligramos por decilitro. Esta caída de la glucosa en sangre activa las células alfa del páncreas, que liberan una hormona llamada «glucagón».

Ayunar reduce la resistencia a la insulina y estabiliza los niveles de glucosa.

Glucagón

La contraparte de la insulina es el glucagón, una hormona que participa en el control de los niveles de glucosa en la sangre. Es producida por las células alfa en el páncreas, desde donde se libera al torrente sanguíneo. Las células alfa, secretoras de glucagón, rodean a las células beta, secretoras de insulina, lo que refleja la estrecha relación entre las dos hormonas. Igualmente, como veremos más adelante, el glucagón es uno de los elementos que activan la vía AMPK y la autofagia, al tiempo que inhibe la vía mTOR.

El papel del glucagón en el cuerpo es evitar que los niveles de glucosa en sangre bajen demasiado. Para conseguirlo, actúa sobre el hígado de varias maneras:

- Estimula la conversión del glucógeno del hígado en glucosa, que es liberada en el torrente sanguíneo para obtener energía (proceso de glucogenólisis).
- Promueve la producción de glucosa a partir de moléculas de aminoácidos (proceso de gluconeogénesis).

Una vez que la glucosa que proviene del glucógeno se agota, el organismo recurre a la grasa almacenada en las células para obtener energía.

La insulina y el glucagón son importantes para la homeostasis y la supervivencia.

Norepinefrina

Es un neurotransmisor liberado por el sistema nervioso simpático en momentos de ansiedad o potencialmente peligrosos. También llamado «noradrenalina», se clasifica como una hormona del estrés.

Cuando el nivel de norepinefrina en el cuerpo aumenta, esto provoca un aumento de la frecuencia cardíaca, la liberación de glucosa en la sangre y el aumento del flujo sanguíneo a los músculos. La norepinefrina también acelera el tiempo de reacción, aumenta el estado de alerta y la conciencia.

Dado que el ayuno es un factor estresante, le indica a tu cuerpo que libere noradrenalina, que también actúa sobre las células grasas y las descompone en ácidos grasos libres. En ausencia de glucosa (debido al ayuno), tu cuerpo recurre a estos ácidos grasos libres para obtener energía, quemándolos y reduciendo la grasa corporal como resultado.

Hormona del crecimiento (HGH)

Después de 20-24 horas de ayuno, este mecanismo anabólico aumenta entre un 1.300 y un 2.000 por ciento. La HGH ayuda a la reparación de tejidos y mejora la composición corporal y el metabolismo, además de prevenir el envejecimiento.

Todos los días, al pasar del estado de vigilia al de sueño, tu cuerpo aumenta significativamente la producción de HGH durante las primeras dos horas. Esta hormona se sintetiza directamente en el hígado, donde se metaboliza en otras hormonas de crecimiento, y tiene un tiempo de vida muy corto.

En los niños esta hormona es indispensable para el crecimiento. En cambio, a medida que envejecemos, su producción va disminuyendo.

Los niveles bajos de HGH tienden a producir un exceso de grasa corporal, un bajo porcentaje de masa muscular y la disminución de la masa ósea.

En 1982 se publicó un estudio sobre un paciente que decidió someterse a un ayuno de cuarenta días con fines religiosos.

Sus niveles de glucosa e insulina disminuyeron un 80 por ciento, mientras que sus niveles de HGH aumentaron un 1.250 por ciento.*

* Kerndt, P., Naughton, J., Driscoll, C. y Loxterkamp, D. A., «Fasting: The History, Pathophysiology and Complications», *Western Journal of Medicine,* 137 (5), 1982, pp. 379-399.

Después de tres días de ayuno, la HGH aumenta considerablemente en personas no obesas. Se piensa que esto sucede como respuesta a la protección del tejido magro, pero también se atribuye a que esta hormona aumenta la disponibilidad de grasas para la producción de cuerpos cetónicos, la obtención de energía y la preservación de la masa muscular.

Junto al cortisol y la adrenalina, estas hormonas envían señales a tu cuerpo para aumentar la disponibilidad de glucosa, contrarrestando el efecto de la insulina y produciendo niveles más altos de azúcar en la sangre.

Alrededor de las cuatro de la madrugada, todas las mañanas, tu cuerpo experimenta una oleada de hormonas contrarreguladoras que te ayuda a levantarte y empezar el día.

Cortisol, la hormona del estrés

Esta hormona responde inmediatamente en momentos de peligro. Después de un hecho estresante, tus glándulas suprarrenales vierten cortisol, que aumenta la cantidad de glucosa en sangre. A su vez, la glucosa es utilizada como energía y acelera tu ritmo cardíaco para que puedas luchar o escapar de una amenaza o lidiar con el estrés.

Al «pasar el peligro», el cortisol también funciona como «equipo de limpieza» para reducir la inflamación, un efecto secundario perjudicial de la respuesta al estrés. El cortisol, entonces, sirve como la hormona antiinflamatoria natural del cuerpo.

El cortisol es la principal hormona que libera adrenalina, descompone las reservas de glucógeno y ayuda a movilizar los ácidos grasos. Esto cambia el cuerpo a un estado más catabólico. Es una hormona sobreestimada y, al mismo tiempo, muy sensible a cualquier estímulo estresor.

El ayuno provoca un efecto hormético: un exceso puede provocar un aumento del estrés y, en consecuencia, también del cortisol. Cuando el cortisol se mantiene alto constantemente, aumentan los niveles de glucosa en sangre, creando una resistencia a la insulina. En consecuencia, la glucosa no puede «entrar» en las células y se almacena como grasa.

El estrés crónico promueve la hiperglucemia y la hiperglucemia crónica, vinculadas a la resistencia a la insulina y a la leptina, una hormona que veremos a continuación. Tu cerebro se vuelve insensible a las señales de saciedad tras la ingesta de alimentos, por lo que experimentas antojos, atracones y tendencia a comer compulsivamente.

Para practicar el ayuno y obtener los resultados esperados es importante gestionar todas las variables que produzcan un efecto hormético. En otras palabras, tienes que controlar toda actividad que cause estrés sobre tu cuerpo (entrenamiento, carga laboral, calidad del sueño, déficit calórico y otras) para no experimentar un aumento del cortisol y, de esta manera, evitar cualquier posible efecto no deseado de la práctica del ayuno.

Recuerda: **más tiempo de ayuno no es necesariamente mejor, ni lo es ayunar todos los días.**

Sé consciente de las variables que causan estrés en tu organismo y de las señales que experimentas, así podrás controlarlas para adaptarlas a tu estilo de vida.

Leptina, la hormona de la saciedad

Esta hormona es secretada por las células grasas y envía señales a tu cerebro para disminuir el apetito cuando se satisfacen las necesidades energéticas de tu cuerpo. También controla el gasto energético a largo plazo.

Al llegar al cerebro, **la leptina no solo reduce el apetito para que dejes de comer, sino que también contribuye a que disminuyan los niveles de insulina.**

Las células grasas producen leptina en proporción a los niveles de grasa corporal: cuanta más grasa tengas, más producción de leptina.

La leptina permite a tu hipotálamo —la zona del cerebro que controla, por ejemplo, el hambre, el sueño o la sed— saber cuándo es el momento para dejar de comer y, luego, aumenta tu tasa metabólica para lograr el equilibrio energético (homeostasis).

Por el contrario, esta hormona también te indica cuándo comer. A medida que tu porcentaje de grasa disminuye, también lo hace la leptina, con lo que tu cerebro comienza a enviarte señales de hambre.

Una alta frecuencia de comida y un exceso de hidratos de carbono refinados generan un estado de hiperinsulinemia. Sumado a esto, el alto consumo de grasas trans —los ácidos grasos «malos» contenidos, por ejemplo, en la bollería industrial y otros alimentos procesados— y un nivel excesivo de cortisol se asocian directamente con la resistencia a la leptina y a la insulina.

La resistencia a la leptina se produce debido a la hiperleptinemia, al regular negativamente la respuesta celular a la leptina. Un exceso de esta hormona hace que el cerebro se vuelva insensible a las señales de saciedad, con lo que favorece la sensación de hambre y los antojos.

Cuando los niveles de leptina se encuentran bajos, aumenta el hambre y disminuye el gasto metabólico. Y a la inversa, los altos niveles de esta hormona causan que el hambre se reduzca y el gasto metabólico se incremente.

Un exceso de calorías perjudica la capacidad de tu cuerpo para distinguir si tus niveles de grasa son demasiado altos o no. Lo peor es que tus receptores de leptina en el cerebro se vuelven resistentes ante la señal para dejar de comer.

En personas con sobrepeso las células grasas se encuentran saturadas y aumentan los niveles de leptina. Su cerebro se vuelve resistente a estas señales hormonales y, por esta razón, continúan comiendo en exceso y subiendo de peso.

Una regulación óptima de la leptina mejora el rendimiento metabólico, la función cerebral, la agudeza mental, la memoria, la coordinación e incluso la regulación del estado de ánimo y las emociones.

La leptina trabaja en conjunto con la grelina, ambas hormonas regulan el apetito y la saciedad.

Grelina

Conocida como «la hormona del hambre», activa la AMPK en el hipotálamo e inhibe la mTOR. La grelina envía señales de hambre al cerebro y, por su parte, la leptina advierte de que dicha necesidad ha sido cubierta, con lo que se produce la sensación de saciedad.

En ocasiones, los niños son forzados a ingerir alimentos cuando no tienen hambre; por el contrario, ellos buscan comida cuando experimentan la necesidad de comer. Sin embargo, al llegar a la vida adulta, muchas personas han perdido este ritmo natural de buscar comida cuando sienten la necesidad, principalmente por la naturaleza tan artificial de la vida moderna.

El sistema, la cultura y la sociedad nos han inculcado que, desde la mañana cuando despertamos, hay que comer para empezar el día con energía, merendar para evitar la apatía, almorzar al mediodía, tomar un aperitivo por la tarde para mantener los niveles de glucosa en sangre y, por último, cenar para dormir como un bebé.

Somos esclavos del sistema y de la comida. Cada día hay más gente que sufre ansiedad por qué comer, síndrome por atracón e incluso desórdenes alimentarios como la anorexia o la bulimia, entre otras alteraciones relacionadas con la comida.

Restringir las calorías, prohibir ciertos alimentos, contar calorías y comer 4-5 veces al día nos perjudica, provocando desnutrición y alteraciones hormonales, y nos desconecta de nuestras sensaciones.

Comprender esto es indispensable cuando se trata de mejorar los hábitos de alimentación. Además, el hambre tiene su propio ritmo natural, pues los estudios muestran que tiende a ser bajo por la mañana. La grelina, por ejemplo, alcanza su pico más bajo a las ocho de la mañana y el más alto a las ocho de la noche. Si por la mañana no experimentas apetito, ¿por qué forzarte a comer?

Cuando existe un equilibrio hormonal, de manera natural buscarás la comida cuando experimentes la sensación de hambre. Y ya no será necesario que cuentes las calorías, porque automáticamente dejarás de comer cuando te sientas satisfecho.

Esto es importante porque también te ayudará a determinar qué tipo, duración y frecuencia de ayuno te conviene.

Ser consciente de tus sensaciones es el secreto de la práctica del ayuno, pues es una herramienta de autoconocimiento.

El éxito reside en tu microbiota

La microbiota intestinal, el conjunto de microorganismos que residen en tu intestino, es uno de los factores más importantes que determinan tu salud, pero también tu enfermedad. **Tu estado de ánimo, tu nivel energético y tu calidad de vida dependen del buen estado de tu microbiota** y, sin embargo, es muy común que su importancia sea pasada por alto.

Tú y tu microbiota sois uno mismo.

Imagina que tu microbiota es como un verde jardín, vibrante y lleno de vida. Para que sea posible y permanezca, debes regarlo, podarlo, abonarlo, eliminar malezas de vez en cuando... En resumidas cuentas, tienes que cuidarlo.

¿Qué ocurre si descuidas ese jardín? No florece, muere y no hay vida.

La microbiota está compuesta por billones de organismos microscópicos que florecen dentro del tracto gastrointestinal. Tiene un impacto de gran alcance sobre tu salud, desde tu estado de ánimo hasta tu piel, e incluso sobre tu homeostasis energética.

Estas bacterias tienen la capacidad de influir en:

- el proceso de la digestión,
- la regulación hormonal (grelina, leptina, serotonina, cortisol),
- tu estado de ánimo,
- el metabolismo energético,
- la calidad del sueño,

- el sistema inmunitario,
- la expresión de tus genes.

El estado de tu microbiota afecta directamente tu salud en general y, lo que es muy importante, la manera en que funciona (o no) tu respuesta inflamatoria. Si todos esos microorganismos prosperan, tú prosperas.

Tu alimentación y tu estilo de vida influyen (y mucho) en tu microbiota.

Por el contrario, una disbiosis o desequilibrio microbacteriano está asociado con:

- mayor riesgo de intolerancias,
- enfermedad cardiovascular,
- enfermedad de Crohn,
- intestino permeable,
- sobrecrecimiento bacteriano (SIBO),
- síndrome metabólico,
- síndrome del intestino irritable,
- enfermedad celíaca,

- obesidad,
- cáncer,
- trastornos autoinmunes.

Aunque pueda pasar desapercibida, la microbiota constituye el 90 por ciento de tus células no humanas y el 80 por ciento de tu sistema inmunitario.

Un detalle importante: tu revestimiento intestinal tiene solo una célula de grosor, por lo que es particularmente vulnerable.

¿Comprendes el impacto que causan en tu salud estos microorganismos que viven dentro de tu intestino? Tu microbiota no se puede reiniciar o modificar, pero sí se puede sanar. **A través de modificaciones en tu nutrición, hábitos y estilo de vida, puedes contribuir a sanar tu microbiota.**

Se ha evidenciado que la práctica del ayuno contribuye a sanar la microbiota intestinal desde tres variables fundamentales:

- disminución de la inflamación,
- RC,
- autofagia.

La práctica del ayuno sana y fortalece tu microbiota.

A menor estrés, menor inflamación

La inflamación, uno de los mecanismos de protección más importantes del cuerpo, es una respuesta fisiológica y una reacción inmune imprescindible. Sin inflamación, ninguna infección, corte u otro daño a la piel podrían sanar. Se clasifica en dos categorías: aguda, la de tipo beneficioso, y crónica, que puede causar problemas de salud a largo plazo.

Se puede afirmar categóricamente que el tracto digestivo es la principal causa de inflamación en todo tu cuerpo. Esta inflamación puede causar varios síntomas:

- fatiga,
- desequilibrios en las hormonas del estrés (fatiga suprarrenal),
- depresión o ansiedad (esto se debe a que la inflamación del intestino llega al cerebro y puede alterar los neurotransmisores del buen humor),

- niebla mental,
- insomnio,
- acné u otras afecciones de la piel,
- desequilibrios hormonales femeninos (síndrome premenstrual, fatiga, irritabilidad, hinchazón, duración o flujo de ciclo alterado, libido baja y sofocos),
- desequilibrios hormonales masculinos (fatiga, libido baja, disfunción eréctil, pérdida muscular y mala memoria),
- síntomas de hipotiroidismo.

Cuando se reduce la frecuencia de la comida, brindas un descanso a tu intestino, propiciando pausas en los procesos de la digestión.

¿Cómo se puede reducir la frecuencia de la comida, la inflamación y la carga de alimentos? Seguro que ya conoces la respuesta: con el ayuno.

El ayuno es el mejor remedio,
el médico que tenemos dentro.

PARACELSO

PARTE 2

AUTOCONOCIMIENTO 4.0

¿Qué es el ayuno intermitente?

Esta práctica se basa en **un patrón de alimentación en el que se alternan períodos de abstinencia y de ingesta.**

De manera voluntaria eliges un período para abstenerte de ingerir alimentos, bebidas y/o suplementos que aporten calorías y, a continuación, otro período para consumir el total calórico de tu requerimiento energético diario repartido en el número de comidas que sean necesarias (por lo general, 1-3 ingestas).

Viéndolo desde otra perspectiva, estos «estados» (ayunar e ingerir) rigen tu metabolismo y tu sistema digestivo.

Lo que pasa cuando comes

Un estado para ingerir alimentos promueve la digestión y la absorción de nutrientes que, al llegar al torrente sanguíneo, son distribuidos a los diferentes «almacenes» del cuerpo como el hígado, los músculos y el tejido adiposo.

Durante este proceso aumentan los niveles de glucosa en la sangre, lo que estimula a las células beta para liberar insulina en la sangre. La insulina liberada se adhiere a la glucosa y la lleva a las células, donde se utiliza para obtener energía, o la lleva al hígado y los músculos, donde se convierte en glucógeno y se almacena para su uso posterior.

Este es un proceso conocido como **«anabolismo».**

Una vez que finaliza el estado de ingesta, tu cuerpo entra en estado de ayuno o postabsorción. Este estado comienza después de que la comida ha sido digerida, absorbida y almacenada adecuadamente.

Cuando te encuentras en estado de ayuno, tu cuerpo depende del glucógeno almacenado para obtener energía. Los niveles de glucosa en la sangre disminuyen a medida que las células comienzan a utilizar el azúcar y, en respuesta a esta disminución, también disminuye el nivel de insulina.

Debido a que a tu cuerpo le gusta mantener los niveles de glucosa en sangre (70-99 miligramos por decilitro), esta caída durante el ayuno activa las células alfa del páncreas para liberar glucagón.

El glucagón viaja al hígado, donde descompone el glucógeno en glucosa. Una vez que se forma la glucosa, el hígado la libera y viaja a tu cerebro y otros tejidos.

Durante el estado de ayuno los niveles de insulina y glucosa son bajos, mientras que los niveles de glucagón y hormona del crecimiento son altos.

Después, cuando la glucosa que proviene del glucógeno almacenado se agota, el cuerpo recurre a la grasa almacenada para obtener energía.

A partir de las 7-8 horas de ayuno, tu cuerpo empieza a generar adaptaciones metabólicas para obtener energía y mantener sus funciones vitales en un proceso conocido como «catabolismo».

Asimismo, debo enfatizar algo: el ayuno no es lo mismo que la RC, y ahora te explico por qué.

Restricción calórica

La restricción calórica (RC) es la **reducción en la cantidad total de calorías ingeridas diariamente para provocar un déficit energético que favorezca la pérdida de peso y/o grasa.**

Si esta RC se prolonga demasiado durante un período determinado, puede disminuir tu tasa metabólica basal, la producción hormonal, la función tiroidea, y puede también promover la gluconeogénesis.

De cualquier modo, reducir la ingesta calórica no es sinónimo de inanición o desnutrición; por el contrario, debes consumir las calorías necesarias para mantener los procesos metabólicos de tu cuerpo.

Inanición

Es una **deficiencia extrema en la ingesta de energía.** Cuando tu cuerpo no tiene acceso a los nutrientes esenciales, se desgasta lentamente al «canibalizar» sus órganos vitales para sobrevivir, en un proceso gradual de degradación.

La diferencia entre la inanición y la RC es que, en esta última, tu cuerpo aún tiene acceso a la energía que necesitas para mantener tu requerimiento diario.

¡Importante! El ayuno no es sinónimo de inanición.

Cuando eres consciente de que manipulas tu sistema metabólico para obtener energía y lo gestionas bien, evitando caer en la inanición, contribuyes a la ralentización de tu metabolismo, una forma saludable de sanar tu relación con la comida.

Evidentemente, uno de los beneficios que no se conoce o menciona acerca de la RC es que la privación de energía durante un período determinado (12 horas) activa mecanismos para regular la homeostasis energética tales como las vías mTOR y AMPK y la autofagia.

En efecto, se han demostrado científicamente los beneficios de la RC y de la autofagia para combatir el envejecimiento y aumentar la longevidad y la expectativa o esperanza de vida.

En consecuencia, tanto la RC como el ayuno promueven la activación de la autofagia y las adaptaciones metabólicas para la reparación, reciclaje y creación de nuevas células.

Comerte a ti mismo

La autofagia es un proceso metabólico de degradación a nivel celular. Las células empiezan a reciclar, remover y eliminar patógenos, virus y toxinas del organismo.

Pero antes de exponer una percepción general sobre la autofagia, conozcamos mejor las células.

La unidad fundamental de la vida

La célula es la unidad estructural fundamental de la vida de todo organismo. El cuerpo humano, por ejemplo, está formado por unos 600 billones de células.

También hay muchos organismos —como la levadura, por ejemplo, con un papel muy importante en el estudio de la autofagia— que son unicelulares, es decir, que existen como una sola célula independiente.

Las células están formadas por pequeños compartimentos unidos por membranas lipídicas. Estas membranas separan las células del mundo exterior, y proporcionan un espacio interno donde se halla el material celular y se producen las reacciones esenciales para la vida.

Las células contienen diferentes compartimentos llamados «orgánulos», entre los que se cuentan el núcleo, las mitocondrias, los lisosomas y las vacuolas. Estos orgánulos, que cumplen distintos roles para mantener o regular las funciones celulares, son comparables con los órganos de nuestro cuerpo.

Las células y los orgánulos se componen de moléculas y realizan todas las actividades y funciones dentro de los seres vivos. Por ello, la investigación sobre la forma en que actúan y reaccionan dichas moléculas permite conocer los misterios de la vida.

La autofagia es uno de los muchos fenómenos provocados por la actividad de un subconjunto específico de moléculas dentro de la misma célula.

Un concepto nuevo, que resulta importante que conozcas, es el «dogma central», que explica la relación entre genes y proteínas.

¿Has escuchado o leído que el ADN o los genes son el modelo básico de la vida?

La realidad es que sirven como modelo para la fabricación de proteínas.

Según la información codificada en los genes, las proteínas se forman como cadenas de diferentes tipos de aminoácidos, que se agregan uno por uno siguiendo secuencias y longitudes características.

Estas cadenas se pliegan para formar proteínas funcionales. Diferentes proteínas realizan funciones distintas. Por ejemplo, algunas proteínas son productos químicos catalizados, reacciones que forman o eliminan moléculas que impulsan el metabolismo y el crecimiento en las células.

Ciertas proteínas sirven como fundamentos estructurales de la célula. Sin embargo, otras permiten que las células respondan a los cambios ambientales ajustando el ambiente interno de la célula.

Como todos los demás procesos celulares, la autofagia también depende de la actividad de proteínas específicas.

La vida es posible gracias a los papeles estructurales y funcionales que las proteínas desempeñan en las células.

Los científicos han dedicado una gran cantidad de tiempo a la investigación de la síntesis de proteínas, es decir, cómo se forman las proteínas a través de las expresiones de los genes.

Sin embargo, la cuestión de cómo se eliminan las proteínas cuando envejecen o comienzan a perder su función fue relativamente pasada por alto.

En la vida, las células se enfrentan constantemente a recursos limitados, por lo que no pueden desperdiciar los nutrientes que necesitan para sobrevivir.

Como señaló el biólogo celular japonés Yoshinori Ohsumi, «la vida es un equilibrio de síntesis de proteínas y degradación de proteínas». En otras palabras, las células cuentan con la capacidad de vincular la síntesis en la degradación mediante el reciclaje de bloques de construcción de proteínas.

¿Qué es la autofagia?

La palabra «autofagia» proviene del griego *autóphagos* (de *auto,* 'uno mismo', y *fagein,* 'comer'), por lo que se refiere a un proceso de 'comerse a sí mismo'.

El citólogo y bioquímico Christian de Duve (1917-2013) descubrió la autofagia y acuñó el término en 1963. Sin embargo, el trabajo del profesor Yoshinori Ohsumi a finales de la década de 1980 proporcionó información sobre este mecanismo molecular y revolucionó la investigación al aportar la capacidad de detectarla y manipularla genéticamente.

El 3 de octubre de 2016, Ohsumi fue galardonado con el Premio Nobel de Fisiología o Medicina por el «descubrimiento de los mecanismos de la autofagia». Esto destacó la importancia de este proceso de degradación para los investigadores, que, en última instancia, han establecido vínculos entre la autofagia, la salud y las enfermedades humanas.

Se sabe que la autofagia se desencadena por diferentes señales y que, cuando las células las reciben, comienzan a aparecer pequeñas membranas planas dentro de ellas. Estas membranas se expanden y forman la estructura para, finalmente, cerrarse y formar vesículas de membrana esférica. En este proceso, varios componentes celulares quedan atrapados dentro de estas vesículas, llamadas **«autofagosomas».**

El autofagosoma se fusiona luego con un lisosoma, en células de mamífero, o bien en una vacuola, en el caso de las levaduras y las células vegetales. Dado que los lisosomas y las vacuolas contienen varias enzimas de degradación, el contenido de estas últimas degrada el autofagosoma después de la fusión con estos orgánulos.

Este es el mecanismo básico de la autofagia.

Imagina que un autofagosoma es como un camión de basura que recolecta y transporta desechos, mientras que el lisosoma y la vacuola pueden ser comparados con una planta de reciclaje.

La autofagia es un proceso metabólico en el que las células reciclan y desechan sus componentes disfuncionales.

Al inicio se creía que la autofagia era una respuesta hormonal a la inanición, pero investigaciones recientes han demostrado que tiene otros roles en la biología.

En un estudio realizado en ratas, se provocó la incapacidad de activar la autofagia. Esto causó que las ratas fueran más gordas y menos activas, que tuvieran mayor índice de colesterol y que mostraran un deterioro de sus funciones cerebrales.

La autofagia en las células desempeña tres papeles generales:

- **Mecanismo de rotación.** Permite que las células puedan fragmentar partes de sus componentes antiguos para luego convertirlos en componentes nuevos, por lo que cabe la comparación con un proceso de reciclaje.
- **Respuesta ante la inanición de nutrientes.** Cuando la célula no tiene acceso a suficientes

nutrientes, puede utilizar la autofagia para descomponer algunos de sus propios componentes y sintetizar otros que necesita para sobrevivir.
- **Eliminación de materiales dañinos.** Si la célula es invadida por bacterias, utiliza la autofagia para descomponerlas y prevenir una infección.

La autofagia reduce la inflamación, mejora la inmunidad, previene el estrés genotóxico, retarda los síntomas de envejecimiento y elimina patógenos.

¿Cómo se activa la autofagia?

El ayuno va más allá de un protocolo nutricional, pues te vuelve más consciente de cómo funciona tu cuerpo y de cómo manipular las variables para incrementar tu salud y propiciar tu longevidad.

Esta práctica desencadena procesos biológicos como la autofagia, un mecanismo que puedes llegar a controlar, en cierta medida, **para fortalecer tu cuerpo y perder peso,** pero también para ayudar a tu organismo a deshacerse por sí solo de todas las células o proteínas dañadas que podrían perjudicarte. Por todo ello, conviene que conozcas cómo se activa.

Ante la carencia de nutrientes

En las levaduras, la inanición de nitrógeno y otras sustancias esenciales, como el carbono, el ácido nucleico, los aminoácidos auxotróficos y el sulfato, pueden activar la autofagia en cierto grado. En las células vegetales, el hambre de nitrógeno y carbono también puede desencadenar la autofagia.

En los mamíferos, la autofagia ocurre en diferentes grados en diversos tejidos. Hay **macroautofagia** en el hígado, el cerebro, los músculos; **mitofagia** en las mitocondrias; y **autofagia mediada** por chaperona (las chaperonas son unas proteínas presentes en todas las células y que ayudan al plegamiento de otras proteínas recién formadas).

El agotamiento de los aminoácidos es una señal fuerte para desencadenar la autofagia, aunque eso depende del tipo de célula y de aminoácidos, pues el metabolismo de cada tejido es diferente.

Además, **se piensa que la autofagia está regulada principalmente por el sistema endocrino, sobre todo por la insulina.** Esta hormona suprime la autofagia del hígado al elevar el azúcar en la sangre y señalar la presencia de nutrientes. El glucagón, la contraparte de la insulina, libera el glucógeno del hígado para quemarlo y obtener energía, un proceso que aumenta la autofagia.

Por lo tanto, la autofagia puede considerarse como un mecanismo complejo que involucra a muchas proteínas y otras moléculas que trabajan juntas.

El mensaje clave es que tus células tienen genes que dirigen la producción de proteínas específicas requeridas para la autofagia.

Tu cuerpo inicia los procesos de activación de rutas metabólicas para obtener energía, mantener la homeostasis energética y mantenerte con vida.

La investigación actual evidencia que la mayor parte de las señales para la activación de la autofagia llegan a través de las vías AMPK y mTOR.

Activación de la vía AMPK

La vía AMPK —siglas en inglés de la proteína quinasa activada por el éster adenosín monofosfato (AMP)— es una ruta metabólica que se activa ante niveles bajos de energía, inicia procesos de destrucción, descompone la grasa almacenada y elimina el residuo.

Este proceso, el catabolismo, se activa con la vía AMPK.

Cuando te abstienes de ingerir alimentos y los nutrientes presentes en tu plasma sanguíneo disminuyen, la vía AMPK comienza a inhibir el crecimiento celular y suprime la vía mTOR, responsable de la creación de nuevas células.

Cuando se activa el mecanismo de la autofagia, la célula se regenera y empieza a sanar.

También sucede que un exceso de autofagia es contraproducente, ya que puede causar una pérdida de tejido muscular, contribuir al envejecimiento y al desgaste muscular a través de la sarcopenia (la pérdida de calcio activa un proceso que limita la capacidad de contracción de las fibras musculares, que se debilitan y reducen).

Como todo en la vida es una escala de grises, tu cuerpo necesita también la vía anabólica.

Inhibición de la vía mTOR

La diana de rapamicina en células de mamífero (o mTOR, por sus siglas en inglés) es una vía de construcción. Gracias a ella, el organismo puede crear nuevas células a partir de aminoácidos. Por tanto, la presencia de precursores anabólicos (proteínas) es indispensable para algunas funciones:

- regular el crecimiento celular,
- integrar la disponibilidad de factores de crecimiento, energéticos y de estrés celular,
- la síntesis de las proteínas,
- detener la autofagia.

Por otra parte, la vía mTOR también es un regulador de la insulina, la leptina y el factor de crecimiento IGF-1 (una proteína con una estructura molecular similar a la de la insulina).

El factor IGF-1 se relaciona con la vía mTOR porque apoya los procesos anabólicos, las funciones de creación celular según las necesidades de tu cuerpo. Los niveles altos o bajos de IGF-1 están asociados con el riesgo de mortalidad.

Pero «estar anabólico» todo el tiempo no resulta factible, debido a que no es un proceso evolutivo normal y requeriría un exceso de energía para promover, por ejemplo, el crecimiento muscular.

La mTOR es la vía metabólica que promueve el anabolismo, un proceso de construcción, creación y almacenaje de energía.

¿Resonará contigo una alta frecuencia de comida para mantener la síntesis proteica y fomentar el crecimiento muscular?

Antiguamente se creía que a mayor vía mTOR (o vía de crecimiento), mayor creación de masa muscular. Sin embargo, se ha demostrado que no es así. Un exceso de mTOR inhibe la capacidad de tu cuerpo para inducir la vía catabólica AMPK y la autofagia. Esto provoca una saturación celular, de manera que tu cuerpo no podrá asimilar nutrientes porque no hay un flujo de energía. En otras palabras, no puedes llenar un vaso que ya está lleno.

El catabolismo es necesario para descomponer, reciclar y desechar componentes en tu organismo. De esta manera, se regulará la síntesis de proteínas, disminuirá el nivel de saturación celular y mejorará la asimilación de nuevos nutrientes.

Por tanto, ambos procesos metabólicos contribuyen a mantener la homeostasis energética, hormonal y metabólica.

El equilibrio metabólico entre anabolismo (construcción) y catabolismo (destrucción) aporta armonía a tu organismo.

Recuerda: la carencia de nutrientes contribuye a la activación de la vía AMPK y la inhibición de la vía mTOR, las principales señalizaciones para iniciar el mecanismo de la autofagia, aunque también el entrenamiento produce una respuesta similar.

Entrenamiento

Durante el entrenamiento, tu cuerpo generará las adaptaciones metabólicas para obtener energía y satisfacer esta demanda. Ante una carencia de nutrientes, tu cuerpo recurrirá al glucógeno y la grasa almacenados para obtener energía.

Recuerda que, cuando se activa la vía AMPK, vinculada con la glucólisis y la oxidación de los ácidos grasos, al mismo tiempo se inhibe la gluconeogénesis, la síntesis de ácidos grasos y colesterol.

En conclusión, el ayuno produce estas adaptaciones metabólicas a través de la RC por un período determinado, inhibiendo la vía mTOR y la insulina para activar la vía AMPK y la autofagia.

Tu cuerpo es como un reloj suizo, todos sus engranajes deben funcionar armónicamente para que la vida pueda seguir.

¿Cuánto tiempo es necesario para activar el mecanismo de la autofagia? **A partir de 48 horas en estado de**

ayuno, se potencian los beneficios de la autofagia y las células madre y el sistema inmunitario empiezan a realizar su trabajo.

Esta es la razón de que surjan protocolos de ayuno que superen las 24 horas, llegando a las 36, 48 o incluso 72 horas de duración. Esto no quiere decir que si ayunas 12 o 16 horas no vayas a obtener beneficios, aunque no serán comparables. En cualquier caso, **independientemente de la duración que prefieras, consulta siempre con un profesional de la salud para elegir el tipo de ayuno que más te convenga.**

¿Cómo funciona el ayuno?

El funcionamiento del ayuno se basa en alternar períodos de abstinencia con otros de ingesta. A nivel fisiológico, en tu cuerpo se desencadena una serie de procesos bioquímicos destinados a obtener energía durante el estado de ayuno.

Al ser consciente y poseer pleno conocimiento de la forma en que suceden esos procesos dentro de tu cuerpo, entenderás mejor el motivo del ayuno. Así, cuando decidas practicarlo, podrás implementarlo de una mejor manera. No es lo mismo subir una roca por la colina sin saber el motivo que hacerlo conociendo la razón de tal esfuerzo.

Cuando no se consumen alimentos, se agotan los nutrientes del plasma sanguíneo. El cuerpo, con el fin de obtener energía, recurre al glucógeno almacenado en el hígado, pero estas reservas se agotan en las primeras 18-24 horas. Cuando este glucógeno se termina, el hígado comienza a convertir el glucógeno muscular en glucosa para continuar con el suministro de energía.

De manera natural, tu cuerpo prioriza el almacenamiento de la glucosa que proviene de los alimentos. El azúcar y los hidratos de carbono son almacenados en forma de glucógeno en el hígado (75-100 g) y los músculos (200-500 g).

Si el ayuno se prolonga, los niveles de glucógeno se agotan. Por consiguiente, tu cuerpo se ve obligado a obtener energía de todos los depósitos existentes, y uno de ellos es el tejido adiposo (la grasa corporal).

Tu hígado comienza a producir cuerpos cetónicos por medio de un proceso, la lipólisis, en el que se descomponen los triglicéridos almacenados. Y, al mismo tiempo, la cetogénesis aumenta significativamente debido a la movilización y oxidación de los ácidos grasos.

La cetosis es un estado metabólico que tiene lugar cuando el cuerpo prioriza la grasa como fuente primaria de combustible por encima de la glucosa. Este estado se logra cuando realizas una alimentación cetogénica o ayuno.

El estado de ayuno y la cetosis provocan que el metabolismo sea más eficiente para la producción de energía (sin olvidar que la grasa es una fuente energética más sostenible, pues 1 g de grasa equivale a 9 calorías).

El ayuno logra que tu metabolismo sea más eficiente.

A medida que se movilizan las reservas de grasa como energía, disminuye el catabolismo de las proteínas. He aquí una razón más para desmitificar la creencia de que el ayuno te hará perder masa muscular.

Conjuntamente, aquí entra en juego el conocido ciclo de Krebs que sucede en las mitocondrias. Las mitocondrias son los motores dentro de la célula, son las responsables de la creación de energía. Al carecer el plasma de nutrientes, estas se ven obligadas a optimizar el uso de recursos, a duplicarse para sostener la actividad y a eliminar a las disfuncionales en un proceso conocido como «mitofagia».

Las mitocondrias generan energía durante la respiración celular. Cuando la glucosa entra a este ciclo, pasa en primer lugar por la glucólisis —la ruta metabólica encargada de oxidar la glucosa—, lo que crea una molécula de piruvato.

En el caso de los ácidos grasos, el resultado es un cuerpo de acetona llamado «acetoacetato», que luego se convierte en ß-hidroxibutirato (BHB) y cetona.

¿Cuál es la diferencia entre un cuerpo de piruvato y uno de acetona?

La acetona puede crear hasta un 25 por ciento más de energía. En contraparte, los subproductos de la glucólisis promueven la inflamación y el estrés oxidativo, que, unido con una molécula de proteína o lípido con azúcar, aceleran el envejecimiento, las enfermedades cardiovasculares y la diabetes.

Los cuerpos cetónicos tienen la capacidad de atravesar la barrera hematoencefálica para alimentar tu cerebro. Después de cuatro días de ayuno, las cetonas proporcionan aproximadamente el 75 por ciento de la energía utilizada por tu cerebro.

Tus niveles de BHB y acetoacetato pueden aumentar más de setenta veces durante el ayuno.

Estos procesos son parte de la naturaleza humana. Recuerda que en la era paleolítica nuestros remotos antepasados no tenían la nevera a unos cuantos metros de su fogata, ni tampoco disponían de aplicaciones digitales para hacer pedidos de comida *online* y recibir en menos de veinte minutos platos listos para consumir. Como sabes, hacían largas jornadas, que podían prolongarse días, semanas e incluso meses, antes de que lograran cazar o recolectar. Por ello, con el fin de asegurar la supervivencia, el cuerpo humano desarrolló mecanismos de adaptación a lo largo del proceso evolutivo.

Tu cuerpo es una máquina biológica capaz de generar adaptaciones metabólicas, hormonales y neuronales cuyo fin primordial es mantenerlo con vida.

Beneficios del ayuno

Aunque no sea nada nuevo, el ayuno se ha convertido en un gran descubrimiento de la humanidad moderna.

En la era de la exaltación del *fitness*, la divulgación de los descubrimientos de Yoshinori Ohsumi y la popularización de disciplinas asiáticas como el taichí y de los estudios promovidos por idiosincrasias *New Age*, el ayuno es otro de esos secretos guardados por siglos y recientemente desenterrados.

En efecto, el ayuno se utilizaba en la Antigüedad como un método curativo para sanar enfermos, como estrategia medicinal para desintoxicar el cuerpo y como práctica espiritual para conectar con el «yo interior». En la actualidad, la evidencia científica respalda sus múltiples beneficios con marcadores específicos que se logran con él.

Estos beneficios incluyen desde reducir los marcadores inflamatorios, regenerar la microbiota intestinal, fortalecer el sistema inmunitario y prevenir enfermedades degenerativas debidas al estrés oxidativo hasta reducir el riesgo de enfermedades cardiovasculares e incluso tratar la depresión. Recalco también que hay sectores significativos de la comunidad científica que coinciden en que los beneficios que el ayuno aporta para la salud pueden atribuirse principalmente a dos factores:

- el efecto hormético,
- la reducción del daño oxidativo.

El efecto hormético

Fue descrito por primera vez en 1888 por Hugo Schulz. Este farmacólogo alemán descubrió que una dosis muy pequeña de veneno letal no mataba la levadura con la que estaba experimentando, sino que, curiosamente, la hacía crecer. El término «hormesis», que proviene del griego *hórmēsis* y significa 'movimiento rápido, entusiasmo o poner en movimiento', fue acuñado por los científicos Chester M. Southam y John Ehrlich en un artículo publicado en 1943.*

La hormesis se basa en el principio de la exposición repetida al estrés leve y estimula los procesos naturales de mantenimiento y reparación.

La hormesis es una respuesta bifásica a una toxina o factor estresante que causa lesiones a tu cuerpo. Se dice que es *bifásica* porque se articula en dos pasos:

* Southam, Chester M. y Ehrlich, John, «Effects of extract of western red-cedar heartwood on certain wood-decaying fungi in culture», *Phytopathology*, 1943, 33, pp. 517-524.

- Contacto inicial con la causa del estrés.
- Reacción que conduce a la adaptación, la cual deja al cuerpo en mejores condiciones que antes.

El estrés leve parece beneficiar a tu cuerpo. Por ejemplo, cuando te ejercitas se producen sustancias tóxicas y dañinas (radicales libres, especies reactivas de oxígeno y nitrógeno), pero al mismo tiempo se desencadenan adaptaciones que aumentan la densidad mitocondrial y la biogénesis por medio de la hormesis mitocondrial. Es decir, las mitocondrias identifican el factor estresante, reaccionan ante él y se adaptan ante esa situación.

Lo mismo sucede cuando consumes vino tinto o te expones al sol, al frío, al calor, a la RC o al ayuno.

El ayuno, al igual que el ejercicio, produce un estrés que resulta beneficioso.

Cuando restringes la ingesta calórica de manera intermitente y durante períodos de tiempo adecuados, obligas a tu cuerpo a desencadenar procesos a nivel celular que lo ayudan a **contrarrestar el estrés producido y a liberar respuestas fisiológicas para adaptarse a él.**

Gracias a la hormesis, un hecho o factor que aparentemente no debería ser positivo o saludable termina produciendo un efecto beneficioso en todo tu organismo.

¿Has oído alguna vez esta frase: «Lo que no te mata te hace más fuerte»? Eso es la hormesis.

Combate el daño oxidativo

El desequilibrio entre la producción de radicales libres y la capacidad del cuerpo para neutralizarlos a través de los antioxidantes se denomina «daño oxidativo».

Un radical libre es un átomo o molécula con un solo electrón no apareado en su capa externa. La mayoría de ellos son reactivos y causan oxidación. Este daño oxidativo puede atenuarse con antioxidantes y otros agentes reductores.

Tu cuerpo dispone de un sistema capaz de gestionar las especies reactivas de oxígeno y defenderse de ellas. Pero el envejecimiento celular debilita esta capacidad, de manera que tu organismo se vuelve más vulnerable a los radicales libres a medida que avanzas en edad.

En algunas especies como la levadura y las moscas de la fruta, la reducción del estrés oxidativo provoca un alargamiento de su vida. Pero la evidencia científica actual ha demostrado que, en humanos, la ingesta de antioxidantes y la reducción del estrés oxidativo con suplementos no resultan muy efectivas para combatir enfermedades.

Sin embargo, el estrés oxidativo y los radicales libres pueden aumentar la esperanza de vida en los nematodos, al inducir una respuesta bifásica al estrés. Este fenómeno, la mitohormesis u hormesis mitocondrial, es una respuesta ante un factor estresante que obliga a tu cuerpo a adaptarse.

Por el contrario, si no experimentas estrés y tienes cero exposiciones a los radicales libres, tu cuerpo será más débil por omisión debido a que no puede desarrollar su capacidad de reaccionar, adaptarse y sobrevivir ante este tipo de situaciones.

Cada vez más estudios demuestran que la RC ayuda a reducir el nivel de daño oxidativo en tu cuerpo.

Cuando restringes la ingesta de energía, tu cuerpo obliga a tus células mitocondriales a ser más eficientes en su producción. Varios estudios han demostrado que hay menos fuga de electrones en las células mitocondriales durante esta restricción. Así, como respuesta hormética al estrés, las células están mucho mejor protegidas de la descomposición oxidativa.

La conclusión es clara: **inducir el estrés, a través de la RC, el ayuno, el ejercicio y los fitonutrientes dietéticos en su justa medida, genera una ruta de señalización que causa una reacción, una adaptación y un incremento de la resistencia.**

Actualmente toda la evidencia científica no solo respalda los múltiples beneficios del ayuno sobre la salud y contra el envejecimiento, sino también a niveles psicológicos, fisiológicos, hormonales, metabólicos, cognitivos y espirituales.

Una experiencia muy usual entre practicantes del ayuno es un incremento de vivencias singulares vinculadas a la afinación de la sensibilidad. Si a esto le agregas el conocimiento de la manera en que funciona tu cuerpo y la conciencia de los beneficios del ayuno, cuando lo incorpores a tu estilo de vida te resultará más natural y espontáneo, y su práctica irá mucho más allá de un simple método para la pérdida de peso.

Cabe destacar que existen beneficios que son antagónicos. Por ejemplo, **al reducir la frecuencia de la comida, automáticamente se reduce tu nivel de estrés causado por pensar constantemente en qué comer.** El desempeño del cerebro y la productividad del intelecto también se ven beneficiados. Durante el estado de ayuno se puede incrementar la producción de catecolaminas, un grupo hormonal que agudiza la capacidad de concentración, con lo que mejorará tu desempeño mental.

Finalmente, insisto, el mecanismo de la autofagia ayuda a regenerar tu microbiota intestinal, es decir, fortalece tu sistema inmune.

Ayuno y microbiota

Al tomar consciencia de su importancia y de las formas en que afecta a varios aspectos de la salud, resulta fácil de comprender de modo integral los múltiples beneficios de la práctica del ayuno. Uno de sus principales beneficiados, por ejemplo, es tu microbiota intestinal.

Con el ayuno, permites un aumento de la actividad del complejo motor migratorio (CMM), un mecanismo que controla las contracciones estomacales de manera cíclica durante períodos de dos horas.

El CMM está regulado por las hormonas grelina, serotonina, cortisol y somatostatina. Comer lo inhibe; no comer lo aumenta, contribuyendo a limpiar el tracto gastrointestinal y a eliminar las partículas de alimentos no digeridos. En otras palabras, al promover el CMM con el ayuno, permites que el vaciado gástrico se realice por completo, favoreciendo la digestión, la asimilación de nutrientes y el desecho de residuos.

Por el contrario, si este vaciado no se realiza por completo, existe el riesgo de favorecer cualquier tipo de sobrecrecimiento bacteriano en el intestino delgado (SIBO, por sus siglas en inglés).

A menor frecuencia de comida, mejor funcionamiento del CMM y menor inflamación causada por los alimentos.

Por el contrario, si ingerimos alimentos con demasiada frecuencia, podemos estar contribuyendo a una inflamación crónica, como respuesta a la amenaza constante y prolongada en forma de ingesta de alimentos, o bien a facilitar que un patógeno o virus persistente se mantenga dentro del sistema. En otras palabras, una respuesta inmune hiperactiva a una sensibilidad alimentaria no diagnosticada.

El ayuno puede ayudar a reducir la inflamación crónica a través de varios mecanismos.

Los leucotrienos son moléculas biológicamente activas formadas por leucocitos (un tipo de glóbulos blancos). Son proinflamatorias y desempeñan un papel importante en los ataques de asma, las enfermedades alérgicas y la anafilaxia (reacción alérgica grave y potencialmente mortal). Los leucotrienos también están involucrados en una amplia variedad de otras enfermedades.

Un estudio sobre personas con artritis reumatoide (enfermedad degenerativa de las articulaciones que está relacionada con la inflamación crónica) descubrió que el ayuno no solo reduce la cantidad de leucotrienos en el cuerpo, sino que también cambia la composición del fosfolípido (un tipo de grasa, componente importante de las membranas celulares) y de ácidos grasos de las membranas celulares. Esto es significativo porque la composición de fosfolípidos tiene un papel en la generación de los precursores de leucotrienos específicos.

Otra forma en que el ayuno ayuda a reducir la inflamación crónica es actuando sobre las citocinas inflamatorias. Las citocinas, que pueden ser antiinflamatorias o proinflamatorias, son pequeñas proteínas que tienen un efecto específico sobre la comunicación celular.

Se ha demostrado que las citocinas proinflamatorias no solo activan las neuronas sensoriales que causan dolor, sino que también desempeñan un papel en mantener activada esa respuesta. En otras palabras, si las citocinas proinflamatorias se liberan constantemente en tu cuerpo, experimentarás dolor crónico.

El ayuno combinado con la RC puede reducir la producción y liberación de citocinas proinflamatorias, rebajando la inflamación crónica y el dolor persistente.

Cuando ayunas, se producen adaptaciones metabólicas que favorecen la creación de cuerpos cetónicos. Tu cuerpo produce entonces BHB, que actúa directamente sobre el inflamasoma NLRP3 —un gran conjunto de moléculas responsable de la respuesta inflamatoria—, cortando la inflamación y reduciendo los efectos negativos de la inflamación crónica en el cuerpo. Adicionalmente, apoya la sanación de tu intestino.

Por otra parte, se ha evidenciado el efecto de la RC sobre la composición de la microbiota intestinal. Además, mejora la protección a nivel celular, regula el metabolismo energético y, a largo plazo, reduce la inflamación y el daño oxidativo.

Insisto en que ayuno no es sinónimo de hambre o inanición. Por tanto, conviene ser cauteloso al incorporar el ayuno a una alimentación restrictiva prolongada, debido a que puede provocar una falta de diversidad microbacteriana.

La microbiota responde a los cambios en la alimentación muy rápidamente. Bien gestionada, se ha demostrado que existe una relación muy estrecha entre la RC y la pérdida de peso, debido a un aumento de la cantidad de bacteroidetes, uno de los grupos de bacterias beneficiosas que hay en el intestino.

Las personas obesas tienen menos bacterias de este tipo que las delgadas. La RC enriquece los filotipos en el intestino, es decir, la variedad de bacterias presentes, lo que se correlaciona positivamente con el aumento de su vida útil.

Los cambios cíclicos en tu microbiota intestinal debido a los ritmos de ayuno e ingesta contribuyen a la diversidad de bacterias intestinales y mejoran tu metabolismo.

La microbiota intestinal se ve afectada positivamente por la RC causada por el ayuno debido a que este promueve el ennegrecimiento de la grasa blanca en grasa marrón (o parda), ayudando a mejorar la sensibilidad a la insulina y la reducción de peso.

La combinación de períodos de ayuno con RC causa que el intestino entre en una especie de pausa, que tenga un descanso de la constante descomposición de alimentos. Gracias a ello se produce, en un nivel general, una reducción de la inflamación.

Durante la RC se inhiben microbios nocivos que inducen la inflamación, específicamente los *Desulfovibrinaceae*, *Streptococcaceae* y TM7. Estos microorganismos se relacionan con la obesidad, la diabetes y los procesos inflamatorios de la mucosa en las enfermedades inflamatorias del intestino.

Imagina lo siguiente por un instante: desde tu nacimiento hasta el día de hoy no has parado de ingerir alimentos, independientemente de tu edad actual. ¿Cuánto tiempo ha pasado tu intestino bajo un estrés constante del proceso de la digestión?

Permitirle que tenga un verdadero descanso no parece nada mal, ¿verdad?

Autofagia y microbiota

Nuestros intestinos se mantienen sometidos a constante estrés. Durante su actividad tiene lugar una interacción constante entre la microbiota, la barrera epitelial y el sistema inmune local. Esta sinergia mantiene la homeostasis y la salud intestinal.

La autofagia permite que el intestino se regenere y reconstruya las células que lo recubren, pero también que se eliminen las deterioradas, favoreciendo la restauración de la integridad y de la fuerza del revestimiento intestinal. También actúa en la degradación de patógenos invasores y modula la liberación de citocinas proinflamatorias inducidas por virus.

Actualmente, gracias a los descubrimientos de Yoshinori Ohsumi, se ha comprobado que el mecanismo de la autofagia desempeña un papel importante en la disminución de la inflamación crónica y el aumento de la inmunidad natural.

Cuando ayunas, el glucagón aumenta y esto estimula la autofagia. Después de un período de ayuno, se incrementa significativamente el número de autofagosomas, o sea, de los orgánulos responsables de eliminar los desechos celulares. De hecho, algunos estudios encontraron que la cantidad de autofagosomas puede hasta triplicarse después del ayuno.

La autofagia es tu mecanismo de reparación interna.

No obstante, una desregularización de la autofagia se asocia con el desarrollo de afecciones inflamatorias crónicas como la enfermedad de Crohn y la colitis ulcerosa. Otros factores que influyen son la microbiota intestinal, el estilo de vida y el medio externo.

El epitelio intestinal es una barrera entre el medio externo y la mucosa intestinal que constantemente se expone a microbios y alimentos. Actúa de primera mano ante una amenaza. La autofagia contribuye al mantenimiento del equilibrio mediante la regulación de funciones de los diferentes tipos de células de la capa mucosa.

La cooperación entre la microbiota y la señalización de la vía mTOR ayudan a controlar los procesos celulares, siendo la autofagia uno de ellos.

Adicionalmente, la autofagia contribuye al mantenimiento de grupos de aminoácidos, así como a la eliminación de orgánulos defectuosos. También regula las funciones especiales de la mucosa intestinal, previene la invasión y diseminación de patógenos y preserva la homeostasis del intestino.

También participa en diferentes funciones inmunológicas, como la secreción de citocinas, la eliminación de patógenos por los macrófagos y la respuesta secundaria de anticuerpos.

La evidencia científica apunta a futuras investigaciones para profundizar en las interacciones entre la autofagia y diversos mediadores como las citocinas, neurotransmisores y hormonas que se regulan durante la inflamación intestinal. Esto puede contribuir a identificar nuevos reguladores de la autofagia y al desarrollo de tratamientos terapéuticos para trastornos inflamatorios intestinales causados por la autofagia desregularizada.

El primer paso consiste en sanar por dentro.

Si enfocas el ayuno en la pérdida de peso y/o grasa, está claro que puede producir resultados muy evidentes. Sin embargo, si profundizas un poco más en sus beneficios y en el impacto que tiene sobre tu microbiota intestinal, entonces serás plenamente consciente de que la clave para gozar de la buena salud reside en tu intestino.

Cómo te sientes, piensas y actúas empieza muy dentro de ti, en tu microbiota. Tanto tu salud como tu enfermedad dependen de ti. Ahora te pensarás dos veces si sigues comiendo como lo has hecho siempre o cambias de hábitos, incluso ayunando con mayor frecuencia.

A largo plazo, el ayuno como parte de un estilo de vida contribuye a sanar la microbiota intestinal, gozar de la salud, mejorar la calidad de vida y mantener una sensación de bienestar.

Fortalece tu cerebro

Tu cerebro pesa menos del 2 por ciento de tu peso corporal total, pero utiliza aproximadamente el 20 por ciento de tus calorías diarias.

Sin su correcto funcionamiento, el aprendizaje, la memoria y el movimiento no serían posibles, de modo que no tendrías la consciencia ni la capacidad para sobrevivir en tu entorno.

Gracias a la evolución del ser humano como especie, el desarrollo del cerebro facilita la adquisición de nuevas habilidades, destrezas y funciones como el lenguaje, la memoria, la motricidad, la creación y la coordinación, entre otras.

Para funcionar, tu cerebro necesita combustible. Este es suministrado por los alimentos que consumes; sin embargo, cuando lo privas de nutrientes, también se ve beneficiado.

La RC y el ayuno intermitente también han demostrado reducir el riesgo de accidente cerebrovascular, depresión, pérdida neuronal relacionada y los trastornos neurodegenerativos, como la demencia, la enfermedad de Alzheimer, la enfermedad de Huntington y la enfermedad de Parkinson.

La fatiga, la niebla mental y la incapacidad para concentrarse son algunos de los síntomas más comunes que afectan al ser humano en la actualidad.

El ayuno reduce la fatiga mental y contribuye a una mayor concentración.

Si eres una de esas personas que sufren por alguno de estos problemas, reflexiona y piensa por un instante si esto debe ser parte de tu vida normal o cuáles pueden ser los causantes de dichas condiciones. Podríamos concluir que, si bien los síntomas mencionados son «comunes», no deberían ser parte de tu vida normal (especialmente de manera crónica).

Muchos estudios recientes han encontrado que los altos niveles de azúcar en sangre y la resistencia a la insulina se relacionan con la disminución o el deterioro de las funciones cerebrales. Por tanto, al practicarlo, el ayuno te ayudará a reducir los niveles de glucosa, insulina y también de sobrepeso, lo que además causará la reducción de todos los síntomas ya mencionados.

El cerebro humano se ve beneficiado por la práctica del ayuno gracias a una serie de mecanismos que incluyen:

- el aumento de los factores neurotróficos,
- la neurogénesis,
- la autofagia neuronal.

Los factores neurotróficos

También llamados **«neurotrofinas»,** los factores neurotróficos son proteínas o factores de crecimiento que promueven la supervivencia y el crecimiento de las neuronas, tanto en el sistema nervioso central como en el periférico.

Durante el estado de ayuno, el rendimiento del cerebro aumenta debido al incremento del factor neurotrófico derivado del cerebro (BDNF, por sus siglas en inglés), que ayuda a desarrollar nuevas células cerebrales y conexiones neuronales (o sinapsis). Además, también promueve la serotonina, que regula la plasticidad sináptica con el BDNF.

La evidencia científica muestra que las enfermedades degenerativas del sistema nervioso pueden ser el resultado de suministros insuficientes de factores neurotróficos, especialmente del BDNF.

Las neuronas de tu cerebro se forman desde el período de la gestación. El hipocampo es una de las pocas partes del cerebro adulto que aún conserva la capacidad de desarrollar nuevas neuronas. Esto ocurre a través de un proceso llamado «neurogénesis», que es facilitado por el BDNF y otros factores de crecimiento.

El hipocampo es la región del cerebro que regula el aprendizaje, la memoria y el estado de ánimo. Además, es muy sensible y responde a estímulos externos, lo que significa que puede activar fácilmente la respuesta adaptativa al estrés celular.

La plasticidad cerebral es la capacidad del cerebro de cambiar en respuesta a diversos estímulos, como los derivados del ayuno.

El ayuno conduce a mayores niveles de BDNF, por lo que ofrece cierta neuroprotección contra enfermedades neurodegenerativas como la enfermedad de Alzheimer y la de Huntington.

También hay otros factores que aumentan la capacidad de producción de este factor. Entre ellos se incluye cualquier actividad que estimule el cerebro, genere un efecto hormético (entrenamiento intenso, RC) y favorezca la estimulación mental.

Los niveles elevados de BDNF fortalecen las conexiones entre neuronas existentes, lo que mejora el estado de ánimo y la motivación.

El ayuno 16:8 (16 horas de ayuno y 8 de ingesta) puede aumentar el BDNF entre un 50 y un 400 por ciento, promueve la neuroplasticidad y estimula la producción de nuevas células cerebrales.

Autofagia neuronal

Todo el tiempo están ocurriendo miles de millones de actividades neuronales en el cerebro, y para su correcto funcionamiento, las sinapsis requieren altos suministros de energía y de renovación de proteínas.

Más importante aún, las neuronas son postmitóticas y no se replican, lo que implica que están predispuestas a acumular proteínas tóxicas y orgánulos deteriorados.

La autofagia neuronal propicia la muerte de neuronas deterioradas o que se han cargado con proteínas tóxicas.

Las neuronas contienen estructuras especializadas para la comunicación intercelular, tales como axones, dendritas y sinapsis, que requieren el transporte recíproco de proteínas, orgánulos y autofagosomas a distancias significativas desde el soma. Los defectos en la autofagia afectan la comunicación intercelular y, posteriormente, contribuyen a la neurodegeneración.

En la enfermedad de Alzheimer, la de Parkinson, la de Huntington o la de Lou Gehrig, los agregados de proteínas tóxicas que se han acumulado dentro de tipos específicos de neuronas conducen a su mal funcionamiento y, en última instancia, a la muerte neuronal.

Es posible que exista una relación estrecha entre las funciones normales y fisiopatológicas de la autofagia neuronal y sus implicaciones terapéuticas contra enfermedades neurodegenerativas comunes. **Cualquier proceso que aumente la capacidad del cuerpo para destruir de manera efectiva y selectiva esas neuro-**

nas dañadas (como la autofagia) mejora el pronóstico de las enfermedades neurodegenerativas o reduce el riesgo de su inicio.

La autofagia elimina las placas de beta-amiloide que comienzan a acumularse con el deterioro cognitivo y la progresión del alzheimer.

La práctica del ayuno aumenta la hormona del crecimiento humano, que mejora la cognición y protege al cerebro del daño oxidativo. La hormona del crecimiento del mismo modo proporciona neuroprotección, regeneración, y evita que las células cerebrales mueran.

La práctica del ayuno aumenta la autofagia neuronal, retrasa los procesos de envejecimiento, contribuye a mantener el estado de alerta y ayuda al cerebro a proteger las células nerviosas de la degeneración.

La neurogénesis

El proceso de neurogénesis consiste en la creación de nuevas neuronas a partir de células madre. Aunque ocurre principalmente antes del nacimiento, después del parto todavía es posible en dos partes del cerebro:

- el bulbo olfatorio, responsable de nuestro sentido del olfato;
- el hipocampo, responsable de la memoria, la locomoción, la dirección espacial y el procesamiento emocional.

En los adultos, la neurogénesis está altamente regulada y se adapta a las señales ambientales, morfológicas y fisiológicas. Varios estudios han demostrado que la proliferación de células madre neuronales se puede modificar a través de estresores metabólicos como la RC, la actividad física y una alimentación alta en grasas. **En estudios experimentales se ha evidenciado que durante el estado de ayuno aumenta la neurogénesis en el hipocampo como una forma de neuroprotección,** con cambios en las vías metabólicas a través de un aumento de la resistencia al estrés, la descomposición de aminoácidos cetogénicos y ácidos grasos.

El estado de ayuno puede causar cambios en las vías metabólicas en el cerebro debido a que el cuerpo agota la reserva de glucógeno hepático e inicia el proceso de lipólisis de los ácidos grasos libres, que luego se liberan en el torrente sanguíneo.

Los ácidos grasos se metabolizan en el hígado para generar las cetonas: acetona, acetoacetato y BHB; luego, se transportan al cerebro.

Este cambio metabólico confiere al cerebro un estado neuroprotector contra lesiones y enfermedades a través de la activación de la vía de señalización del BDNF. Se trata de un mecanismo de respuesta al estrés inducido por la RC durante el estado de ayuno, y al mismo tiempo el BDNF se ve involucrado en la neurogénesis y el balance energético.

Es posible que el efecto hormético, la RC y las adaptaciones metabólicas producidas por el ayuno tengan un papel crucial en la neurogénesis del hipocampo adulto. Aunque, considerando las evidencias científicas expuestas, las conclusiones no son definitivas.

Debemos ver también que las neuronas parecen reaccionar muy positivamente al estrés energético leve y, a modo de proceso adaptativo, aumentan las mitocondrias y esto les ayuda a producir más energía. El mayor número de mitocondrias y neuronas aumenta la capacidad de formar y mantener sinapsis, incrementando, por consiguiente, las capacidades de aprendizaje y de la memoria.

Los cuerpos cetónicos son un grupo de tres compuestos —el BHB, el acetoacetato y la acetona— generados como subproductos del catabolismo de los ácidos grasos en el hígado y los riñones.

Tu cerebro obtiene la mayor parte de su energía por el metabolismo de la glucosa; sin embargo, a un exceso de ella se asocian muchas enfermedades neurodegenerativas. La enfermedad de Alzheimer, conocida ahora como diabetes tipo 3, es causada por una crisis energética en el cerebro. La resistencia a la insulina contribuye al deterioro cognitivo; quienes padecen diabetes tipo 2 tienen un mayor riesgo, entre el 50 y el 65 por ciento aproximadamente, de padecer alzheimer.

Sin embargo, durante los períodos de ayuno, el nivel de glucosa disminuye, por lo que el cerebro depende más de la disponibilidad de cuerpos cetónicos para el suministro de energía.

El BHB, el acetoacetato y la acetona se acumulan en la sangre y luego son transportados a través del ácido monocarboxílico. Estos tres cuerpos cetónicos aumentan el BDNF y reducen el estrés oxidativo.

El cerebro funciona debido a la capacidad de las neuronas estimuladas para transmitir señales y procesar información. Entonces, aunque la excitación neuronal es algo positivo, la sobreexcitación es dañina para ellas debido a que tiende a destruirlas.

Esto significa que el cerebro debe mantener una homeostasis constante entre la excitación y un nivel de inhibición. Existen dos neurotransmisores que desempeñan este papel regulador: por un lado está el glutamato (neurotransmisor excitador) y, por el otro, el ácido gamma-aminobutírico (GABA), que inhibe la excitación.

Diversos estudios científicos vinculan las convulsiones, derrames cerebrales y enfermedades neurodegenerativas a una mayor excitación ocasionada por el glutamato. Un verdadero problema, ya que puede provocar lesiones neuronales dependientes del calcio y la muerte neuronal a través de la generación de reactivos. Además, dichos estudios asocian la función del BHB en el bloqueo de la parte del sistema inmunitario que regula las enfermedades inflamatorias como la artritis y el alzheimer.

Otro estudio analizó los efectos del ayuno intermitente sobre los neurotransmisores cerebrales, la actividad fagocítica de los neutrófilos y ciertos hallazgos histopatológicos en algunos órganos en ratas adultas. Mostró un aumento significativo del nivel de monoaminas (norepinefrina y serotonina) en el prosencéfalo de ratas macho adultas después del ayuno. También se ha demostrado una mayor disponibilidad cerebral de serotonina y triptófano durante aquel.

De este modo, se observó que el ayuno va acompañado con frecuencia de un mayor nivel de vigilancia y una mejora del estado de ánimo, una sensación subjetiva de bienestar y, a veces, de euforia. El ayuno es un estresor fisiológico, metabólico y hormonal que conduce a la liberación de cuerpos cetónicos, catecolaminas y neurotransmisores.

Los neurotransmisores (serotonina, norepinefrina y dopamina) se encuentran en el tálamo, el hipotálamo y el hipocampo, las regiones cerebrales que desempeñan papeles esenciales en la regulación de funciones como la emoción y el comportamiento.

Las catecolaminas norepinefrina y epinefrina han sido identificadas como importantes moduladores en una variedad de actividades de las células inmunes, incluida la proliferación celular, la producción de citocinas y de anticuerpos.

El cerebro puede consumir alrededor de 120 g de glucosa al día. Si los niveles de glucosa caen por debajo de 40 mg/dl, su funcionamiento comienza a disminuir. Sin embargo, durante el estado de ayuno es alimentado por cetonas (una fuente de combustible más sostenible que la glucosa) que —en sinergia con la liberación de factores neurotróficos, catecolaminas como la adrenalina, la noradrenalina, el cortisol y otras endorfinas— favorecen una mayor percepción de conciencia, claridad, concentración y rendimiento mental. En definitiva, tu foco de atención se potencia al máximo.

Toda la energía disponible de tu cuerpo se concentra en el procesador más potente que existe: tu propio cerebro.

Flexibilidad metabólica

En la vida, la flexibilidad es una característica que te permite adaptarte al entorno y de ella depende la forma en que reaccionas a él.

Como parte de nuestra historia evolutiva, nuestros ancestros necesitaban caminar durante horas en busca de comida (baja intensidad) y, puntualmente, corrían tras una presa o huyendo de un peligro (alta intensidad). Entonces, el cuerpo utilizaba los diversos depósitos de energía para largas caminatas y momentos de cacería. Durante esos períodos de escasez, el organismo «se comía a sí mismo» (autofagia) para obtener energía y mantener sus funciones vitales.

Sí, **ellos ayunaban (forzados por las circunstancias), aunque este concepto aún no existiera,** ni tampoco sucedía de forma voluntaria y por menos de 16-18 horas.

Al referirme a flexibilidad metabólica, simplemente aludo a la capacidad del cuerpo para adaptarse a un estímulo de estrés y activar diversas rutas metabólicas con el fin de obtener energía.

La flexibilidad metabólica es esencial para mantener la homeostasis energética en tiempos de exceso o RC, en tiempos de baja o alta demanda de energía y durante las sesiones de ejercicio. Dependiendo de la demanda, el cuerpo tenderá a cumplir por medio de los depósitos de glucógeno, ácidos grasos o aminoácidos almacenados.

El cuerpo humano almacena aproximadamente 2.000 calorías en las reservas de glucógeno y más de 100.000 en las de grasa. El hígado, el tejido adiposo y el músculo gobiernan la flexibilidad metabólica sistémica y manejan la detección, absorción, transporte, almacenamiento y gasto de nutrientes mediante la comunicación a través de señales endocrinas.

Nuestro cuerpo es una máquina biológica adaptativa, pero, a pesar de eso, desde muchos años atrás le hemos impuesto sistemas alimentarios que priorizan el consumo de hidratos de carbono como fuente primaria de combustible. Esto nos ha obligado a utilizar como moneda energética la glucosa y, con ello, hemos limitado la posibilidad de nuestro cuerpo de utilizar otras fuentes para satisfacer sus demandas.

El autor y médico osteópata Joseph Mercola estima que «solo alrededor del 15 por ciento de la población es metabólicamente flexible». Hoy en día, muchas cosas interrumpen la flexibilidad metabólica, incluida una dieta moderna y ciertos trastornos metabólicos como la resistencia a la insulina o la diabetes.

El consumo excesivo de hidratos de carbono, que en su mayoría son refinados, produce una constante liberación de insulina. A lo largo del tiempo, esto puede propiciar un mayor riesgo en el desarrollo de enfermedades crónicas como inflamaciones, resistencia a la insulina, sobrepeso y diabetes tipo 2, por mencionar algunas.

En 1963, *sir* Philip Randle, bioquímico en la Universidad de Oxford, acuñó la expresión «flexibilidad metabólica» cuando descubrió que el tejido vascular podría alternar entre el metabolismo de lípidos y el de carbohidratos. Sin embargo, Randle también señaló que la resistencia a la insulina aumenta la producción de ácidos grasos celulares, reduciendo la capacidad de las células para quemar grasa como combustible. En cambio, los tejidos resistentes a la insulina dependen de la oxidación de la glucosa, un poco menos eficiente que quemar grasa y ciertamente más desordenada.

La flexibilidad metabólica es la capacidad del organismo para optimizar el consumo de cada sustrato energético en función del estímulo estresor al que se somete (ayuno, entrenamiento físico, estilo de vida).

Después de una comida rica en hidratos de carbono, las células pancreáticas beta responden al aumento de nutrientes liberando insulina en el torrente sanguíneo, aumentando la relación insulina-glucagón. Bajo la influencia de la insulina, el hígado se activa para absorber la glucosa de la circulación y detener la glucogenólisis y la gluconeogénesis. El músculo esquelético ayuda a eliminar la glucosa, ya que la unión del receptor de insulina a la insulina da como resultado la translocación de los transportadores de glucosa a la membrana plasmática, permitiendo que la glucosa penetre en la célula.

El tejido adiposo responde a la insulina disminuyendo la tasa de lipólisis y estimulando, a partir de lípidos y glucosa, la síntesis de ácidos grasos y triacilgliceroles. En conjunto, esta capacidad de amortiguación asegura que la exposición de los tejidos a la hipoglucemia sea mínima y que los nutrientes se almacenen en adipocitos para su liberación y oxidación en tiempos de escasez.

Los ácidos grasos derivados de una comida activan el tejido adiposo para reducir la liberación de ácidos grasos no esterificados y hacen que los hepatocitos reduzcan la liberación endógena de triacilglicerol, estimulando juntos la eliminación del triacilglicerol circulante.

Durante el ayuno, en humanos sanos la disminución de los hidratos de carbono y lípidos de la alimentación y la disminución de la relación insulina-glucagón induce un cambio. Después de un ayuno nocturno, induce cambios positivos en la flexibilidad metabólica.

El tejido adiposo tiene la capacidad de almacenar ácidos grasos durante la disponibilidad calórica y liberarlos durante la restricción. Este factor es muy importante para la flexibilidad metabólica.

En condiciones normales, los ácidos grasos libres se pueden quemar dentro de las mitocondrias para crear energía celular en forma de trifosfato de adenosina (ATP, por sus siglas en inglés) o se pueden convertir en azúcar, a través de un proceso conocido como «gluconeogénesis», que literalmente significa 'formar azúcar de nuevo'.

A su vez, las mitocondrias están equipadas para transformar los intermedios del metabolismo, como el piruvato, los ácidos grasos y los aminoácidos.

Durante el ayuno o el entrenamiento de larga duración, las grasas se utilizan preferentemente como combustible. Durante el entrenamiento intenso y de corta duración, la glucosa es la fuente principal de energía.

Gozar de flexibilidad metabólica te permite ser más eficiente en el uso de los recursos almacenados para satisfacer tus necesidades energéticas diarias.

Cuanto más flexible seas en términos metabólicos, menos tendrás que microgestionar tus macronutrientes y calorías. Simplemente puedes comer, siempre y cuando te enfoques en alimentos naturales, orgánicos y nutricionalmente densos.

El estilo de vida sedentario y la pirámide nutricional impuesta durante años, donde los cereales han tenido un papel fundamental, nos han convertido en verdaderas máquinas de quemar glucosa.

Se ha demostrado que las personas obesas y resistentes a la insulina tienen dificultades para quemar lípidos y, de preferencia, oxidan glucosa. En las personas delgadas y metabólicamente sanas, el músculo esquelético es metabólicamente muy flexible.

¿Cómo puedo mejorar mi flexibilidad metabólica?

Para mejorar tu flexibilidad metabólica dispones de tres valiosas herramientas:

- el entrenamiento físico,
- la alimentación cetogénica cíclica,
- el ayuno intermitente.

En términos generales, **tanto la actividad anaeróbica como la aeróbica promueven beneficios para la salud y mejoran la flexibilidad metabólica.** Los entrenamientos en intervalos intensos de corta duración o prolongados de baja intensidad aumentan la biogénesis mitocondrial.

La inactividad física es probablemente una de las principales causas de inflexibilidad metabólica.

La función mitocondrial es esencial para la flexibilidad metabólica. Las mitocondrias son orgánulos flexibles y adaptan su morfología a la disponibilidad de nutrientes dentro del citoplasma celular. La función bioenergética mitocondrial se puede controlar a través de cambios que apunten a regular su densidad y volumen.

Las mitocondrias están equipadas para transformar los intermedios del metabolismo, como el piruvato, los ácidos grasos y los aminoácidos, en sus equivalentes energéticos reducidos como el dinucleótido de nicotinamida y adenina (NADH, por sus siglas en inglés). La NADH es una coenzima, encontrada en células vivas, cuya función principal es el intercambio de electrones e hidrogeniones en la producción de energía celular.

Biogénesis mitocondrial

Consiste en la creación de nuevas mitocondrias. **Tu cuerpo se adapta para producir más energía y generar mayor densidad mitocondrial.** Estos adaptadores finales de sustratos metabólicos son los actores principales para comprender el concepto de la flexibilidad metabólica.

¿Por qué?

El proceso de absorción, producción y entrega de la demanda energética de las mitocondrias se controla a través de estímulos leves cuyo propósito es modificar la densidad de su volumen.

Esto significa que, ante una alta o baja demanda energética, la cantidad de mitocondrias dentro de la célula aumentará o disminuirá para satisfacer el requerimiento energético provocado por el estímulo.

Entrenamiento en ayunas

La RC durante el ayuno es un estresor o estímulo que provoca un aumento de mitocondrias dentro de las células para que, ante la carencia de nutrientes, continúe la producción de energía. Debido a esto, el entrenamiento en estado de ayunas se relaciona con una mejora de la flexibilidad metabólica y de la sensibilidad a la insulina. Puesto que dentro del plasma sanguíneo no hay nutrientes, entonces, a nivel celular, aumenta la producción de mitocondrias (biogénesis mitocondrial) para generar más energía y satisfacer esta demanda.

El entrenamiento en ayunas puede aumentar la biogénesis mitocondrial y funcionar a través de vías metabólicas como la AMPK.

El entrenamiento de intervalos de alta intensidad (HIIT, por sus siglas en inglés) aumenta la capacidad de las mitocondrias de producir energía, mejora la sensibilidad a la insulina y promueve la biogénesis mitocondrial.

Durante el estado de ayuno, aumenta la producción de testosterona y la hormona del crecimiento, las cuales previenen el catabolismo muscular y ayudan a movilizar ácidos grasos para su uso como combustible.

Esto también favorece tu rendimiento deportivo, al ser las grasas una fuente de energía más sostenible (recuerda: 1 g de grasa equivale a 9 calorías).

Siempre existe un «pero». **Si eres un atleta profesional o de alto rendimiento, lo ideal es que te asesores con tu nutricionista y preparador físico para implementar el ayuno como estrategia nutricional para favorecer tu flexibilidad metabólica.**

Por otra parte, si eres una persona que realiza actividad física moderada (3-5 días por semana), practicas alguna disciplina deportiva o incluso haces entrenamiento de fuerza, **entrenar en ayunas te beneficiará no solamente mejorando tu flexibilidad metabólica, sino también conectándote con tu yo interior y potenciando tu cognición durante la sesión de entrenamiento.**

¿Es indispensable entrenar en ayunas para mejorar tu flexibilidad metabólica? No.

La flexibilidad metabólica dependerá de las variables que he comentado anteriormente; no obstante, el que realices esporádicamente entrenamientos en ayunas puede volverse una herramienta más para incrementarla.

Alimentación cetogénica

Uno de los factores fundamentales que nos permite lograr la flexibilidad metabólica es priorizar las grasas como fuente primaria de combustible. La cetosis es el proceso de descomposición de esos ácidos grasos para producir cetonas que sirvan como tal.

Al disminuir los niveles de glucosa en sangre y glucógeno almacenado, tu cuerpo realiza el *switch* metabólico y empieza a producir energía utilizando los ácidos grasos almacenados para así mantener la homeostasis energética.

Para lograr esto, debes atravesar un proceso de cetoadaptación progresivo que fomente tu flexibilidad metabólica, así tu organismo podrá utilizar ambos sustratos energéticos con total seguridad.

En 1900, el químico, fisiólogo y nutricionista estadounidense Francis Benedict describió la adaptación al hambre en un trabajo sobre la flexibilidad metabólica, considerado hoy uno de los estudios más detallados sobre este tema. A partir de esa investigación, se llevaron a cabo muchos estudios sobre los cambios metabólicos que ocurren durante el ayuno.

Después de un ayuno nocturno, los cuerpos cetónicos se encuentran en el rango micromolar (~30 μM en el caso de las mujeres y ~60 μM en los hombres), de ahí que no se detecten en la mayoría de los ensayos.

Durante el ayuno disminuyen los nutrientes en el torrente sanguíneo y también cambia la relación insulina-glucagón, activando ese *switch* metabólico que propicia el uso de los ácidos grasos como sustrato energético.

Esto significa que durante el ayuno nocturno se inducen cambios en la flexibilidad metabólica en humanos sanos, ya que el tejido adiposo es la fuente predominante de ácidos grasos libres: los almacena durante la disponibilidad calórica y los libera luego durante la RC.

Este es otro factor importante de la flexibilidad metabólica. Gozar de una salud metabólica permite que tu organismo sea más eficiente para obtener, crear y utilizar los sustratos energéticos.

El ayuno, el entrenamiento y la alimentación cetogénica son tres variables que puedes manipular para mejorar tu flexibilidad metabólica, sin dejar de lado la regulación endocrina, la salud microbacteriana, los ritmos circadianos, el envejecimiento e incluso las técnicas de hibernación y exposición al frío.

Una buena salud metabólica permite que tu organismo se adapte mejor al entorno al que lo sometes.

Ayunos intermitentes

Existen diversos tipos de ayuno como, por ejemplo, los intermitentes, los largos y los prolongados. Nos centraremos primero en los ayunos intermitentes, que son aquellos que duran entre 12 y 23 horas y pueden realizarse a diario o bien varias veces a la semana. Es una buena forma de fomentar el hábito del ayuno para que pase a formar parte de tu estilo de vida.

A todos los métodos de ayuno se les aplica la misma base: «tiempo para ayunar y tiempo para comer».

Aunque los veremos con más detalle en la cuarta parte de este libro, aquí tienes un somero repaso a los principales tipos de ayuno intermitente.

Ayuno 12:12

Este **es el más básico, simple y práctico para iniciar.** Te ayuda a incorporar el hábito y adquirir la disciplina para comer durante períodos establecidos.

Consiste en ayunar 12 horas contando desde la última comida del día anterior y realizar la primera ingesta al cumplir 12 horas del día siguiente.

- **Cenas a las 20:00 h ⇨ *Des-ayunas* a las 08:00 h**
- **Cenas a las 22:00 h ⇨ *Des-ayunas* a las 10:00 h**

Tan simple como decir «¡Es la hora!».

Ayuno 16:8

Este es uno de los enfoques más populares, prácticos y en tendencia.

Simplemente, programas un ayuno de 16 horas y un período de alimentación de 8 horas cada día. Debes consumir el total de tus calorías o tu requerimiento diario dentro del período para alimentarte, y puedes distribuirlo en 1, 2 o 3 comidas.

El método 16:8 se basa en tu reloj biológico, es decir, en los ritmos circadianos.

- **Cenas a las 18:00 h ⇨ *Des-ayunas* a las 10:00 h**
- **Cenas a las 20:00 h ⇨ *Des-ayunas* a las 12:00 h**

Ayuno 20:4

También llamada «la dieta del guerrero», fue desarrollada por Ori Hofmekler, miembro de las Fuerzas Especiales Israelíes. Hofmekler establece dos fases en este método:

- **Fase de «no comer» durante 20 horas**
- **Fase de «comer en exceso» durante 4 horas**

Además, incluye entrenamiento de fuerza, y hace énfasis en «cuándo» y «qué» comer, pero no en «cuánto».

Realmente, **esta práctica de ayuno requiere un mayor grado de experiencia.** Inténtalo si conoces cómo reacciona tu cuerpo ante períodos largos sin comer porque, de lo contrario, podías sufrir ansiedad o caer en un atracón.

Ayuno 23:1

Conocido como «ayuno OMAD» (siglas de *One Meal at Day*, 'una comida al día'), esta práctica consta de un período de ayuno de 23 horas y un período de alimentación de 1 hora.

Por lo regular, se ayuna durante todo el día y la única ingesta se realiza por la noche, aportando el total de las calorías según tu requerimiento energético.

Es una práctica que requiere un período de tiempo para que te adaptes, aunque bien gestionada puede formar parte de un estilo de vida sostenible.

El ayuno 23:1, una de las formas más sencillas de comer, es una opción ideal para aquellas personas que simplemente buscan un estilo de vida saludable, son de poco apetito y tienen agendas complicadas.

También debes prestar atención a detalles como la ingesta adecuada de proteínas, el déficit calórico y la forma en que sales del estado de ayuno, porque tu cuerpo se encuentra aún más sensible y es muy fácil no cumplir los requerimientos calóricos diarios. Sin embargo, no hay nada escrito en piedra, así que puedes modificar este método para adaptarlo a tus situaciones, estilos de vida o estrategias nutricionales.

Ayunos largos

Son **ayunos que duran 24, 36, 48 horas o incluso más.** El ayuno es un arte y una ciencia, **no te obligues a realizar ayunos largos porque consideres que más es mejor.** Realizar ayunos intermitentes te beneficiará más y propiciará que sigas un acondicionamiento o etapa preparatoria para luego pasar a practicar ayunos más largos.

Empieza de forma progresiva con ayunos de 12, 16 o 24 horas. A medida que avances y seas más consciente de tus sensaciones, intenta prolongar su duración si te sientes a gusto.

Ayuno 5:2

También conocido como «la dieta rápida», fue popularizado por el médico y periodista británico Michael Mosley. Este método consiste en que, a lo largo de la semana, durante cinco días te alimentas de una manera normocalórica —ingieres tantas calorías como vas a necesitar— y durante otros dos realizas un ayuno de 12-16 horas con un aporte total de 500-600 calorías diarias. Aunque estos dos días no siguen un orden específico, intenta que no sean consecutivos.

Es recomendable tener una comida que aporte la cantidad de calorías establecida e ingerir alimentos con baja densidad calórica y alto volumen.

Ayuno *Eat Stop Eat*

Este método fue diseñado como consecuencia de la investigación de posgrado del biólogo y nutricionista Brad Pilon en la Universidad de Guelph (Canadá). Pilon buscaba ayudar a pacientes a perder grasa y desarrollar masa muscular mediante una alimentación saludable y ejercicio físico, sin que estos tuviesen excesos de estrés u obsesiones relacionadas con la comida.

Consiste en realizar ayunos de 24 horas durante 1-2 días a la semana, mientras te alimentas de forma normal los restantes, dejando a tu criterio los días y los horarios para realizar el ayuno.

Lo interesante de este método es que su creador lo enfoca como un estilo de vida y define el ayuno intermitente como «la capacidad de practicar la paciencia cuando se trata de comer, o una moderación consciente pero cortés». Su filosofía es «no tenemos que comer todo el tiempo, por tanto, somos libres de elegir cuándo comemos».

Ayuno de días alternos

Hay dos formas de realizarlo:

- La primera, y menos común, es alternar los días de alimentación con días de ayuno completo. Esto significa que comerás normalmente el lunes, por ejemplo, y realizarás ayuno de 24 horas el martes, y así sucesivamente a lo largo de la semana.
- La segunda forma implica un ayuno modificado: comes normalmente durante dos días y, al tercer día, únicamente consumes una quinta parte de las calorías que ingerirías en un día normal, aproximadamente entre 400-500 calorías.

Ayuno de 36 y 48 horas

Después de 24 horas de ayuno, el cuerpo se ve obligado a obtener energía por medio de diversas vías metabólicas, con la creación de cuerpos cetónicos y el aumento de las células madre a través del mecanismo de la autofagia.

Los ayunos de 36 y 48 horas te harán entrar en estados de cetosis y autofagia más profundos. El nivel de actividad de autofagia se puede medir simplemente contando el número de autofagosomas (los orgánulos celulares que manejan la degradación de proteínas disfuncionales), ya que este aumenta cuando se estimula la autofagia o se incrementa el tiempo de ayuno.

Un estudio que analizó las células hepáticas encontró que el número de autofagosomas aumentó un 300 por ciento después de 24 horas de ayuno, y un 30 por ciento adicional después de 48 horas. Los estudios que observaron los autofagosomas en las células cerebrales tuvieron resultados similares.

A pesar de esto, no existe un consenso claro sobre cuánto tiempo se debe ayunar exactamente para maximizar la autofagia.

Durante estos períodos largos, el ayuno se asocia a la activación de las vías de regeneración y señalización hacia las células madre hematopoyéticas, que permiten la generación de sangre y un sistema inmunitario saludable. Tu cuerpo trata de ahorrar energía y, para lograrlo, termina reciclando células viejas y dañadas por medio de la autofagia.

Los ayunos largos requieren una preparación consciente y una autovaloración previa para superar uno de los principales desafíos que presentan: el umbral del hambre.

Realmente no hay una frecuencia específica respecto a este tipo de ayuno. Tú eres la persona que mejor conoce la capacidad de tu cuerpo y, como consecuencia, sabrás cuándo te conviene más realizarlo. Sea cual sea la opción elegida (una vez al mes, cada tres meses, cada seis...), el ayuno siempre será una buena medida para brindarle un descanso a tu organismo.

Ayunos prolongados

El ayuno prolongado es una de las estrategias curativas más antiguas y poderosas conocidas por la humanidad. Diversos estudios científicos demuestran que reduce la inflamación, estimula la autofagia para la limpieza celular e inicia la producción de células madre para regenerar los tejidos.

Son ayunos a partir de 72 horas, aunque pueden incluso ser medidos por días. Los beneficios que llegas a experimentar en este lapso son acumulativos durante el proceso de la vida y propician un estado de consciencia en el que la sanación puede contribuir a tu longevidad.

Después de aproximadamente 72 horas de ayuno, el sistema digestivo entra en una especie de hibernación y deja de secretar jugos gástricos. Se necesita mucha energía para que el cuerpo produzca ácido estomacal, bilis y enzimas pancreáticas.

Cuando realizas un ayuno prolongado, tu cuerpo cambia su sistema metabólico para preservar la mayor cantidad de energía posible y, dado que no necesitas jugos digestivos, esta producción se detiene. Si introduces de nuevo alimentos y lo haces demasiado rápido, sin preparar previamente tu cuerpo, podrías sufrir una afección médica potencialmente mortal llamada «síndrome de realimentación».

El síndrome de realimentación resulta de los cambios en los líquidos y electrolitos que ocurren en las personas desnutridas debido a restricciones calóricas largas o ayunos con más de 72 horas de duración.

Estos cambios son causados por variaciones metabólicas y hormonales que afectan el equilibrio electrolítico y el movimiento de fluidos en el cuerpo. La hipofosfatemia es un marcador clínico clave que consiste en niveles muy bajos de fósforo en la sangre. Sin embargo, las disminuciones de sodio, potasio y magnesio pueden también ser muy severas y causar anomalías importantes en el metabolismo de la glucosa, las proteínas y las grasas.

Los problemas de alimentación pueden ocurrir una vez empiezas a consumir alimentos, especialmente los hidratos de carbono. Durante el período de realimentación se activan la insulina y otras hormonas. Esto provoca el movimiento de los principales iones intracelulares (fósforo, potasio, calcio y magnesio) hacia las células. Entonces, debido al agotamiento general de las reservas corporales, esta exigencia resulta excesiva y apenas queda rastro de estos iones en la sangre. Cuando ocurre, aparecen los principales síntomas del síndrome de realimentación, como taquicardia, edema pulmonar o lesiones renales, aunque en raras ocasiones resulta fatal.

¡Importante! Cuando salgas de un estado de ayuno prolongado, debes conocer cómo reintroducir calorías líquidas y alimentos de fácil digestión (caldos, sopas, batidos, ciertas frutas y verduras...).

Bonus: Ayunos terapéuticos

Los ayunos terapéuticos que se detallan a continuación generan una serie de fenómenos y reacciones en tu organismo que este puede aprovechar para prevenir enfermedades y mejorar tu salud.

¡Recuerda! Antes de intentar estos tipos de ayuno, pregúntate qué fin te motiva a practicarlo y consulta con un médico o profesional de la salud.

Ayuno en seco

Es una forma específica de ayuno en la que no se consume agua ni otros líquidos, debido a que acelera los procesos de salud metabólica y de autofagia, por lo que reduce las inflamaciones.

El ayuno en seco es una de las prácticas más antiguas que se ha empleado durante miles de años por razones de salud, espirituales o religiosas. En algunos estudios se menciona que un período de ayuno de 16 a 18 horas sin líquidos equivale a 3 días sin agua.

Es importante tener en cuenta que el ayuno en seco es una estrategia muy avanzada. Cuando se realiza correctamente, esta práctica tiene varios beneficios reconocidos y respaldados por estudios científicos, que incluyen la reducción de la inflamación, el equilibrio de la glucosa en la sangre, una mayor producción de neuronas (neurogénesis), una mejor plasticidad cerebral, la reducción en la presión arterial, la mejora de los niveles de insulina y unos marcadores oxidativos más bajos.

Ayuno con caldo de huesos

En este tipo de ayuno, con una duración de 24 o 36 horas, se consume principalmente caldo de huesos (vacuno, pollo, pescado, cordero y más), muy sabroso y rico en nutrientes fáciles de digerir y que estimulan la curación.

Los huesos, la médula, los tendones y los ligamentos que no se pueden comer directamente se pueden hervir a fuego lento durante varios días. Esta cocción hace que los huesos y ligamentos liberen compuestos curativos como el colágeno, la prolina, la glicina y la glutamina.

Es un tipo de ayuno dirigido a restablecer tu microbiota intestinal y ayuda a tu organismo en sus procesos de producción de energía. Hay que tener en consideración que puede detener algunas horas el mecanismo de la autofagia debido a que los aminoácidos activan la ruta metabólica mTOR.

Su alto contenido en electrolitos y minerales (calcio, magnesio, fósforo, silicio, azufre y otros) es fácilmente absorbido por tu cuerpo.

Además, es rico en sulfato de condroitina y glucosamina, que contribuyen a reducir la inflamación, la artritis y el dolor en las articulaciones. Además, ayuda a prevenir apatías, hipoglucemias y calambres musculares.

CALDO DE HUESOS

Esta sencilla y sabrosa preparación te ayudará a reducir la sensación de hambre, haciendo que tu ayuno sea más llevadero, y te aportará micronutrientes y electrolitos esenciales. Lo recomendable es dejar cocer entre 24 y 48 horas como mínimo (especialmente si utilizas huesos de ternera) en una olla grande o una olla de cocción lenta *(crock pot)*. Si tienes prisa, puedes emplear solo huesos de pollo (estará listo en unas 6 horas) o bien prepararlo en una olla de presión durante menos tiempo. Hazlo como te sea más práctico, pero evitando siempre los caldos precocinados y las pastillas de concentrado.

INGREDIENTES

- 1 ½ kg (o más) de huesos de ternera de pasto (puedes emplear huesos de pollo, cerdo, pavo, cordero o una combinación de ellos, o bien de pescado)
- 2 cebollas cortadas
- 1-2 puerros
- 2 zanahorias
- 1 rama de apio
- dientes de ajo
- 2 cucharadas de vinagre de sidra de manzana
- 2 hojas de laurel
- Especias al gusto (cúrcuma, jengibre, cilantro molido, cardamomo, salvia, comino, setas deshidratadas...)
- Perejil fresco (opcional)
- 1 cucharadita de sal del Himalaya (opcional)
- 2-3 litros de agua

PREPARACIÓN

Si los huesos están crudos, dóralos unos 30 minutos en el horno a 180 °C. Cuando utilices huesos de pollo o ya cocinados, puedes prescindir de este paso.

Coloca los huesos en una olla grande y añade el agua y el vinagre. Deja reposar 20-30 minutos.

Incorpora las cebollas, los puerros, las zanahorias, el apio, el ajo, la sal (opcional), el laurel y las especias.

Cocina a fuego vivo hasta que comience a hervir. Cuando empiece el hervor, reduce el fuego al mínimo.

Retira la espumilla que pueda formarse en la superficie durante las primeras 2 horas.

Si quieres añadir perejil fresco, agrégalo unos 30 minutos antes de acabar la cocción.

Una vez terminado el tiempo de cocción, retira del fuego y deja enfriar.

Cuando el caldo esté frío, retira los huesos y los vegetales.

Cuela el caldo y repártelo en tarros de cristal.

El caldo que has envasado se conserva en la nevera unos 4-5 días. Si has cocinado demasiado, puedes congelar algunos de los tarros, dejando 2-3 cm libres hasta el borde del recipiente.

Para descongelar, pasa el tarro del congelador a la nevera unas horas antes de consumirlo. Cuando quieras calentar el caldo, hazlo en un recipiente, nunca en el microondas.

Si alguna de las verduras o especias de esta receta no te gusta, sustitúyela por otra o, simplemente, no la utilices. ¡Ah, y si te apetece, agrega una pizca de picante para aumentar la tasa metabólica basal y darle más sabor!

Ayuno con jugos

En este tipo de ayuno se ingieren, durante tres días consecutivos, jugos preparados con un 80 por ciento de vegetales y un 20 por ciento de frutas.

Es un enfoque muy *trendy*, muy popular, en el sector del *fitness*, debido a que se utiliza para acelerar la pérdida de peso y de grasa.

Es importante considerar que el consumo de frutas y vegetales puede aportar una cantidad significativa de hidratos de carbono en forma de fructosa y fibra, lo que puede interrumpir el proceso de la autofagia.

Ayuno PSMF

El ayuno modificado para ahorrar proteínas (PSMF, por sus siglas en inglés) fue creado originalmente por médicos para tratar pacientes con exceso de peso, pero actualmente es utilizado como método para la pérdida rápida de peso.

En este método se restringe el consumo de calorías durante varios días —de dos a cinco— con una ingesta diaria igual o inferior a 1.000 calorías. Prioriza el consumo de proteínas —fijado en 2,2-2,3 g por kilogramo de peso corporal— y reduce el consumo de hidratos de carbono y grasas. El resto del aporte calórico diario se obtiene en forma de fibra y ácidos grasos de cadena media.

Con el ayuno PSMF se consigue una reducción rápida de peso mientras se preserva el tejido muscular.

Ayuno FMD

La dieta que simula el ayuno (FMD, por sus siglas en inglés), llamada así por su creador, el biogerontólogo y biólogo celular Valter Longo, consiste en restringir calorías durante cinco días de la siguiente manera:

- Día 1: 800 calorías.
- Días 2 a 4: 500 calorías diarias.

Las ingestas con bajo aporte calórico pretenden «engañar» a tu organismo para que reaccione como si estuvieras ayunando y que obtengas así los beneficios de la autofagia. Este sistema utiliza un consumo de proteínas de origen vegetal para evitar la activación de la vía mTOR e incorpora verduras de hoja verde, ya que estas son más saciantes y saludables.

Según Longo, conviene realizar este tipo de ayuno una o dos veces al año.

Ayuno con grasas

Este ayuno, también conocido como *fat fasting*, consiste en una combinación de ayunos intermitentes de 16 a 18 horas, con alimentación cetogénica y RC, durante un período de entre 2 y 5 días. En este tiempo, el promedio calórico diario debe oscilar entre las 1.000 y las 1.200 calorías, para inducir a tu organismo a generar adaptaciones metabólicas y entrar en un estado de cetosis, promoviendo el uso de la grasa como fuente primaria de combustible. Pero debes tener en cuenta que suprimirá, en parte, el mecanismo de la autofagia debido al consumo de calorías.

El ayuno con grasas te ayudará a generar sostenibilidad durante un período y también es un enfoque terapéutico para personas con síndromes metabólicos, sobrepeso y/o trastornos de alimentación.

Protocolo Amen

El biólogo y experto en salud pública Nun Sava-Siva Amen Ra promueve este tipo de ayuno como un régimen de vida. Es similar al ayuno OMAD, pero con una filosofía muy distinta. Se realiza un ayuno de 23 horas cada día, con un período de una hora para comer. Durante el ayuno solo se pueden consumir bebidas no calóricas, como café negro, té negro, rooibos, té de hierbas y agua.

Incorpora el entrenamiento físico con el propósito de promover el desarrollo muscular y eliminar la grasa corporal. Por lo regular se realizan dos sesiones diarias: una sesión de ejercicio aeróbico al comienzo del día y otra de resistencia con pesas al final de este.

Es un régimen con una alimentación vegana como ideal, pero la comida es totalmente vegetariana. Recuerda: debes consumir el total de tus calorías en una única ingesta.

Aparte de considerarse un estilo de vida, este régimen tiene el propósito de cambiar tu cuerpo a nivel celular y aumentar la tasa de esperanza de vida, es decir, propicia la longevidad.

Ayuno con agua

Este tipo de ayuno restringe todo tipo de alimentos, excepto el agua. En los últimos años se ha vuelto más popular como una forma rápida de perder peso.

Por lo general, son ayunos con una duración de 24 a 72 horas y tiene una gran variedad de motivaciones, que van desde razones religiosas o espirituales a la desintoxicación o como preparación para algún procedimiento médico.

¡Importante! Los estudios en humanos sobre el ayuno con agua son muy limitados. Además, conlleva muchos riesgos para la salud y no es adecuado para todos.

Ayuno de Daniel

Se trata de una práctica común en ciertos círculos cristianos. La duración de estos ayunos puede variar. Su nombre hace referencia a dos ayunos realizados por el profeta Daniel según el Antiguo Testamento.

En el primero (Dan 1,8-14), Daniel solicitó que él y sus tres amigos hebreos recibieran solo verduras para comer y agua para beber durante diez días. Al final de ese período, se veían más saludables y mejor alimentados que cualquiera de los jóvenes que habían ingerido la comida del rey.

En el segundo (Dan 10,2-3), Daniel se abstuvo de ingerir carne, pan, vino y alimentos en general durante 21 días con el objetivo de agradar a Dios.

Algunos estudios han medido marcadores de salud específicos en personas que han practicado este tipo de ayuno.

Ayuno con enzimas

Este tipo de ayuno aumenta la diversidad bacteriana, aporta vitaminas del grupo B y K_2 y ayuda a calibrar adecuadamente el sistema inmunitario.

Se realiza un ayuno de 18 horas y una ingesta de alimentos ricos en enzimas digestivas, probióticos, fibra y agua. Se puede aportar alimentos fermentados, como el kéfir o el yogur, y frutas enzimáticas como piña, papaya, mango, higo o kiwi. Lo ideal es practicarlo después de un día de saturación de comida —como, por ejemplo, tras las fiestas de fin de año o de vacaciones— o bien cuando simplemente quieras darle un descanso a tu intestino.

El ayuno con enzimas resulta ideal para permitir que el sistema digestivo y diversos órganos puedan descansar de la usual carga de alimentos.

Ayuno de dopamina

Fue propuesto por primera vez por el psiquiatra Cameron Sepah en California, donde ha obtenido numerosos seguidores en Silicon Valley.* El ayuno de dopamina implica abstenerse de realizar actividades placenteras que puedan desencadenar un aumento de este neurotransmisor.

Las recomendaciones de Sepah consisten en ayunar entre 1 y 4 horas al día, más un día cada fin de semana, y agregar un tiempo extra a lo largo de todo el año.

Durante este período, ayunas de cualquier estímulo que aumente el nivel de dopamina en tu organismo. Por ejemplo: navegar por internet, realizar compras, comer, chatear, leer, escuchar música, consumir café, hablar... En resumidas cuentas, debes evitar todas las actividades que generan placer. La dopamina es el neurotransmisor principal que actúa en el centro de placer y recompensa de tu cerebro. Pero debes saber que su flujo es constante, ya sea como resultado de estímulos o sin ellos.

Tu cerebro produce la dopamina a partir del aminoácido fenilalanina, que está colgando al final de las

* Murphy, Margi, «What is dopamine fasting? The guide to Silicon Valley's latest trend», *The Telegraph*, 9 de octubre de 2019.

neuronas bloqueadas, cargadas y listas para funcionar, al igual que sus primos químicos la serotonina y la norepinefrina.

El método consiste en evitar cualquier estímulo externo que aumente los niveles de dopamina para que, de esta manera, puedas encontrar placer al realizar actividades más simples y naturales. Esto te permitirá recuperar el control sobre tu vida y abordar de una mejor manera los comportamientos compulsivos que pueden interferir con tu felicidad.

El ayuno de dopamina te ayudará a controlar cualquier comportamiento que te cause angustia o afecte negativamente tu vida.

Existen otros métodos, variantes y enfoques de ayunos, pero se han incluido hasta aquí algunos de los más importantes y que más se practican en la actualidad. El desarrollo de nuevos tipos de ayuno es constante, por lo que siempre encontrarás alguno que aporte algo positivo a tu vida y a tu salud.

Ayuno para una mayor eficiencia física y mental.

PLATÓN

PARTE 3

EL AYUNO Y TU SALUD

El lado oscuro del ayuno

Al adquirir una comprensión profunda de la forma en que funciona el ayuno, evitamos basarnos en mitos, falsas creencias y conceptos erróneos. También evitamos los errores que pueden cometerse en su práctica. Con esa comprensión, **sabrás cómo y cuándo ayunar.**

Como todo en la vida, no siempre se da en extremos de blanco y negro, sino en escala de grises. Por ello, conviene conocer las sombras de un ayuno inadecuado.

Sabemos perfectamente que **nada en exceso produce buenos resultados, y el ayuno no es excepción a esta regla.** Viendo todo esto, debes percatarte de que el ayuno no es para todos (debes conocerte bien y conocer bien tu estado general, consultando con un profesional de la salud si fuera necesario). Y al procurar que forme parte de tu estilo de vida, debes adaptarlo, realizarlo de manera sostenible y, finalmente, aunque no menos importante, disfrutarlo.

¿Recuerdas la hormesis?

El ayuno produce un estímulo estresor y catabólico que afecta tu sistema endocrino y tu metabolismo.

Durante el estado de ayuno, las hormonas como la adrenalina, la noradrenalina y el cortisol elevan tu estado de ánimo, mejoran tu agudeza mental y tu capacidad para concentrarte. Un incremento de estas hormonas puede causar un desequilibrio endocrino y metabólico, que provocará a su vez un aumento de la grasa, un nivel bajo en la función tiroidea y fatiga suprarrenal.

Además, debes considerar otros aspectos de tu estilo de vida que pueden ser la causa de estímulos estresantes y del aumento de tus niveles de cortisol.

Gestionar bien el ayuno es fundamental.

Aspectos como el estrés laboral, la mala calidad del sueño, los períodos de ansiedad, el entrenamiento extremo o la mala alimentación inciden en un aumento de las hormonas del estrés. Analiza tu situación actual, incorpora ayunos de manera frecuente a lo largo de la semana (3-5 días) y gestiona bien las otras variables con el fin de encontrar un equilibrio.

¿Cuánto tiempo ayunar?

Es una pregunta importante que posiblemente muchos nos hacemos al iniciar esta práctica (o incluso cuando ya hemos comenzado). Para responderla debes tener en cuenta el principio de individualización: **lo que funciona para otros posiblemente no funcione para tu caso específico, y viceversa.** Todas las variables deben calibrarse y ajustarse. **Personalizar el ayuno es más que imprescindible, es crucial en estos casos.**

¿Por qué motivo vas a practicar ayuno? Cualquier cosa que practiques o hagas en tu vida tiene un «catalizador», algo que provoca una motivación, acción o reacción.

Por muy beneficioso que sea el ayuno, mal gestionado puede resultar muy contraproducente. Es necesario examinar tus variables y situaciones individuales, esto te ayudará a determinar durante cuánto tiempo y con qué frecuencia te conviene realizarlo.

Practicar el ayuno 16:8, es decir, ayunar cada día durante 16 horas, es suficiente para aportar beneficios a medio y largo plazo a tu salud.

Si eres un atleta profesional de alto rendimiento que busca resultados y progresión constante, entonces es probable que los ayunos demasiado prolongados o muy frecuentes no contribuyan a tus objetivos de acondicionamiento.

Todas las estrategias, técnicas y metodologías, tanto de nutrición y entrenamiento como de productividad, solo te brindan un paso a paso que seguir y que te ayuda a mejorar tu calidad de vida. Recuerda: sin una buena base, el ayuno se puede comparar a decorar una pared que carece de cimientos.

El conjunto de hábitos que integran tu estilo de vida es lo más importante, porque estos son los que te ayudarán a gozar de salud y bienestar.

Si empiezas en la práctica, los ayunos de 12 horas pueden ser un buen punto de partida para que adquieras este hábito.

El siguiente nivel sería un ayuno de 16 horas que, realizado de 3 a 5 días por semana, será suficiente para aportar beneficios y mantenerlo como hábito de vida. Con este ayuno podrás empezar a conocer mejor las sensaciones de tu cuerpo y aprenderás más sobre ti mismo.

Esto te permitirá, con el transcurso del tiempo, practicar ayunos más largos —como el tipo OMAD o el basado en enzimas— 1 vez por semana o 2 veces al mes.

A medida que seas más consciente de cómo reacciona tu cuerpo, y aprendas a manejar las sensaciones con técnicas alternativas como la meditación, la respiración y el autocontrol, podrás practicar ayunos de 36, 48 y 72 horas con agua, de 2 a 4 veces al año.

Los ayunos extensos que superan las 72 horas suelen hacerse, por lo general, con propósitos terapéuticos, espirituales o de sanación. Sea cual sea tu propósito, te recomiendo consultarlo con un profesional.

El enfoque de este texto es presentarte una práctica para despertar tu consciencia. **El ayuno no es un régimen ni un dogma, sino que forma parte de un estilo de vida que te permite elegir cuándo comer.**

¿Se puede ayunar todos los días?

Como siempre en la vida, todo en su justa medida. **Recuerda que el ayuno es un factor estresante,** pues tu cuerpo desencadena mecanismos de adaptación para mantenerte con vida.

Mantener ayunos muy frecuentes (días, semanas e incluso meses) aportará beneficios a tu salud a medio y largo plazo, pero deberás gestionar bien otras variables que generen un estímulo estresor (déficit calórico, entrenamiento, calidad de sueño...) con el fin de evitar alteraciones metabólicas, desequilibrios hormonales y energéticos.

Si buscas la salud, comprenderás que, por muy recomendable que sea una práctica, muchas veces más no es mejor.

¡Prueba sin miedo!
Experimenta con la frecuencia y duración de tus ayunos y, al mismo tiempo, incluye días en que no ayunes.

Ayuno en casos de hipotiroidismo

El hipotiroidismo es causado por niveles bajos de hormonas tiroideas en el torrente sanguíneo. Generalmente les sucede a personas a las que se les ha extirpado la glándula tiroides y/o que han sufrido enfermedad de Hashimoto o tiroiditis.

Al existir un exceso de hormonas del estrés, esto puede generar importantes alteraciones en la función tiroidea.

Las células tiroideas sintetizan el yodo con el aminoácido tirosina para luego crear las hormonas T3 y T4. Cuando llegan al torrente sanguíneo, regulan funciones como la temperatura, el metabolismo energético y la frecuencia cardíaca.

Como recordarás, el ayuno es un precursor del estrés. Sin embargo, esto no significa que una persona con dicha patología no pueda realizar ayunos. Para evitar que este influya en la función tiroidea, debes aportar tu requerimiento calórico diario y la debida densidad nutricional. Además, cabe siempre la posibilidad de recortar la duración de tu ayuno para permitir que tu cuerpo se recupere y puedas aportar tu requerimiento diario.

Dentro de los factores que pueden conducir a padecer esta enfermedad, no se cuenta el ayuno. Por el contrario, se trata de que tomes en consideración tus niveles de estrés antes de decidir si realizas el ayuno o si, por el momento, te abstienes de practicarlo.

En todo caso, consulta con un profesional de la salud para incorporar tu práctica de una manera segura.

¿Pueden los niños practicar el ayuno?

El factor de crecimiento IGF-1 y la vía mTOR promueven el desarrollo del músculo esquelético, así como el crecimiento neuronal y hormonal.

Los niños en crecimiento, con el fin de promoverlo, producen naturalmente una mayor cantidad de estas hormonas. Puede parecer bastante obvio que la práctica del ayuno durante esta etapa es innecesaria debido a que sus organismos empiezan a desarrollarse, por lo que no están dañados, y el nivel de hormonas de crecimiento es muy alto.

Sin embargo, hoy en día se ha multiplicado el número de niños con sobrepeso, obesidad, diabetes, resistencia a la insulina y otros problemas relacionados con síndromes metabólicos. Los culpables involuntarios, en muchos casos, son sus padres. Una idea clave es dejar que los niños puedan comer por sensaciones, cuando realmente tengan hambre, y no forzarlos a comer cada cierto período de tiempo o a ingerir alimentos que, según la propaganda de la industria alimentaria, son lo que necesitan para crecer mejor.

En el caso de los niños, el dejarlos comer de acuerdo con sus sensaciones permitirá que naturalmente busquen la comida. Esto ayudará no solo a que se conozcan mejor, sino que indirectamente practicarán el ayuno sin saberlo, sin necesidad de nombrarlo de este modo.

El ayuno aporta muchos beneficios, pero nada puede sustituir una alimentación equilibrada y un estilo de vida saludable.

Ayuno en adultos mayores

La vejez no es un impedimento para practicar el ayuno. Lo importante para evitar riesgos es conocer cualquier condición médica que la persona pueda padecer, por lo que la mejor opción es consultar a un profesional de la salud antes de ayunar.

Uno de los riesgos comunes que pueden sufrir los adultos mayores es la deshidratación si no se mantiene un correcto equilibrio de electrolitos. De hecho, esta advertencia es válida para cualquiera que practique ayuno, no está de más mencionarlo.

También es importante tomar en consideración que, a medida que se envejece, se es más propenso a la sarcopenia —la pérdida de masa muscular— y esto puede provocar alteraciones fisiológicas como resistencia a la insulina, neurodegeneración y enfermedades metabólicas.

Además, a esta edad las hormonas del crecimiento van disminuyendo, por lo que, para mantener la masa muscular y la tasa metabólica basal elevadas, es recomendable continuar entrenando la fuerza, consumir la cantidad necesaria de proteínas y llevar un estilo de vida que permita contribuir a mantener la salud.

Recuerda: si tienes una edad avanzada, la práctica del ayuno debe ser mejor gestionada y supervisada con el fin de evitar cualquier tipo de alteración.

Ayuno en fase de ganancia muscular

Simplifiquemos: **ayunar no significa comer menos, sino hacerlo con menor frecuencia.**

La ganancia muscular, también llamada «fase de volumen» o «bulking», se asocia con ingerir más y más calorías. No lo juzgo, también fue una parte importante de mis experiencias pasadas.

Debido a esta idea, prevalece la creencia de que el ayuno y la ganancia muscular no son compatibles.

Como he mencionado antes, el ayuno no es para todos y puede ocurrir que, en momentos puntuales, no sea la mejor opción. Pero cuando se cree que ganar peso o desarrollar masa muscular depende específicamente de comer más calorías y con mayor frecuencia, con el objetivo de fomentar la síntesis proteica y evitar el catabolismo, a primera vista el ayuno no parecerá la medida más conveniente.

La intención no es desestimar teorías; por el contrario, es brindar otra perspectiva. El ayuno te puede ayudar a fortalecer tu proceso de ganancia muscular gracias a tres factores:

- Aumenta a corto plazo la hormona luteinizante y la producción de la hormona liberadora de la gonadotropina (GnRH, por sus siglas en inglés), ambas estimulantes de la testosterona.
- Se estimula el factor de crecimiento IGF-1 y la HGH, ambas protectoras musculares y

creadoras de tejidos. Estos factores fueron evidenciados en estudios científicos realizados en personas obesas.

- Reduce el grado de inflamación y saturación a nivel celular. En una fase de ganancia muscular se tiende a ingerir más alimentos, lo que genera una mayor carga a nivel digestivo, mayor grado de inflamación, más saturación y menos receptividad.

Practicar el ayuno durante esta fase favorece la liberación de hormonas constructoras y mejora tu entorno digestivo para absorber mejor los nutrientes y mantener la flexibilidad metabólica.

Recuerda que el desarrollo de masa muscular depende de otros factores como el entrenamiento de fuerza-hipertrofia, la carga progresiva, un ligero superávit calórico (300-500 kcal), la correcta gestión del sueño y la constancia, por mencionar algunos.

¿Entrenamiento en ayunas?

Todo dependerá. No es lo mismo ayunar durante 16 horas y disponerte a realizar después una sesión de fuerza con un volumen y tonelaje de entrenamiento muy altos que realizar una sesión de hombros de 45 minutos. Eres el mejor juez para tomar la decisión de hacerlo o no. Guíate por tus sensaciones, contexto y lógica.

¿Cardio en ayunas?

La evidencia científica confirma los beneficios de practicar entrenamiento aeróbico de baja intensidad en estado de ayuno; algunos estudios, por el contrario, demuestran que no hay diferencia significativa entre realizarlo o no.

En 2019 un estudio realizado en un grupo de doce hombres tuvo como objetivo investigar las adaptaciones metabólicas, el apetito y el vaciado gástrico durante entrenamientos en estado de ayuno y no ayuno. Los hombres completaron cuatro caminatas con una duración de 45 minutos cada una. Dos caminatas se realizaron en estado de ayuno (una por la mañana y otra por la tarde), mientras que las otras dos se hicieron en los mismos momentos, pero después de ingerir alimentos.

La oxidación de las grasas fue mayor durante el entrenamiento en ayunas, en comparación con el entrenamiento tras la ingesta previa de alimentos, en el que se oxidó más glucosa. El apetito permaneció igual para ambos ensayos, al igual que el consumo de energía en 24 horas. Estos resultados sugieren que el entrenamiento en ayunas puede tener un mejor impacto en la gestión de la pérdida de peso y el uso de ácidos grasos como combustible.

¿Son estos resultados concluyentes o definitivos? La respuesta es no.

El ayuno desencadena adaptaciones metabólicas para mantener las funciones vitales de tu organismo. Una de estas adaptaciones consiste en obtener energía de la glucosa o de la creación de cuerpos cetónicos para garantizar la supervivencia.

¿Practicas deporte? Déficit calórico, entrenamiento y nutrición son algunas de las variables que debes tener en cuenta.

Si realizas entrenamiento cardiovascular a primera hora de la mañana porque es la forma en que te gusta iniciar el día, obtendrás muchos más beneficios que la oxidación de grasa.

Por el contrario, si te resulta imposible hacerlo, puedes realizarlo en cualquier otro momento del día.

El resultado es un conjunto de actividades interrelacionadas entre sí.

Ayuno en la mujer

Existe cierta confusión sobre si el ayuno es recomendable para las mujeres o acerca del tiempo o la frecuencia con la que deben llevarlo a cabo. Para algunas mujeres puede no ser beneficiosa una práctica larga, frecuente y prolongada. Pero esto no se aplica a todos los casos.

El ayuno mal gestionado es un potencial causante de un desequilibrio hormonal. Sin embargo, cuando se toman las precauciones y cuidados adecuados, las mujeres se benefician del ayuno al igual que los hombres.

Fisiológicamente, el cuerpo femenino está diseñado para transportar bebés, así que es más sensible a la restricción de calorías y nutrientes que el masculino.

Si una mujer pasa por un estado de inanición, generará un aumento de leptina y grelina, hormonas que regulan el hambre. Esta respuesta se produce para proteger el desarrollo del feto, aun cuando no se esté embarazada. Y puede causar una sobrealimentación, períodos de ansiedad por la comida y el síndrome por atracón, lo que desencadena un desequilibrio relacionado con la insulina.

El eje hipotalámico-pituitario-gonadal (HPG) se encarga de controlar las glándulas endocrinas involucradas en la ovulación. La primera parte del proceso de ovulación es la liberación de la hormona liberadora de gonadotropina (GnRH) desde el hipotálamo. La liberación de GnRH activa la glándula pituitaria para liberar tanto la hormona estimulante folicular (FSH) como la hormona luteinizante (LH).

En la mujer, la liberación de FSH y LH desencadena en los ovarios la producción de estrógenos y progesterona. El aumento de estas hormonas sexuales provoca la liberación de un óvulo maduro (ovulación).

Esta cascada hormonal, muy precisa y específica, ocurre en un ciclo regular en las mujeres sanas. Sin embargo, la GnRH es extremadamente sensible a los factores ambientales y externos, así que puede ser eliminada por el ayuno.

Pero no te preocupes, **no significa que no puedas ayunar.** Simplemente practica el ayuno sin que pase a ser un dogma o una obligación. Asesórate con un profesional si deseas llevar una práctica más controlada o, simplemente, incorpora días de no ayuno en tu semana.

Los ayunos de 14-16 horas son los más recomendables para las mujeres.

Estoy embarazada, ¿puedo ayunar?

Durante el período de gestación, la mujer necesita nutrientes tanto para mantenerse ella misma como para asegurar el crecimiento y sobrevivencia del feto.

Es importante considerar que, comparados con los masculinos, los organismos femeninos pueden reaccionar negativamente a etapas restrictivas de alimentación debido, en gran parte, a una mayor sensibilidad hormonal.

En el pasado, y desde el punto de vista fisiológico, la mujer ha cumplido un papel orientado a dar a luz a la descendencia y ejercer de cuidadora. Actualmente, aunque numerosas culturas han variado el «qué» y el «cómo» de las peculiaridades de los roles, muchas adaptaciones evolutivas aún permanecen.

Si estás embarazada, ayuna durante períodos de tiempo más cortos, menos frecuentes y con la debida supervisión médica y profesional.

Algunos de los factores que debes tener en cuenta para valorar si ayunas o no durante el período de gestación son tus niveles de estrés y tu estilo de vida en general.

Los ayunos cortos, de 14 a 16 horas, entre 3 y 5 veces por semana, son un punto de partida ideal para obtener beneficios sin correr riesgos. Si tienes alguna duda, consulta con un profesional de la salud.

¿Qué rompe el ayuno?

Es muy simple dar respuesta a esta pregunta, pero el problema es que, al experimentar la sensación de hambre, vas a buscar el medio para suprimirla.

Si este no es tu caso, omítelo.

Pero lo que suele suceder en la realidad es que empiezas a experimentar estrés, que termina por convertirse en ansiedad y, muy posiblemente, en un impulso por devorar. Antes de seguir es importante que respondas a estas dos preguntas:

- ¿Para qué ayuno?
- ¿Qué resultados espero?

Con el ayuno buscas tener un momento de conexión interna, de sanación, dar descanso a tu sistema digestivo y, al mismo tiempo, provocar la activación de la autofagia para obtener un beneficio integral.

¿Qué puedo consumir durante el ayuno?

Para tratar de simplificar las cosas y ahorrarte muchas búsquedas en Google, te daré una sencilla respuesta: **técnicamente, puedes consumir todo lo que aporte calorías, aminoácidos esenciales, hidratos de carbono y cetonas exógenas.** ¿Por qué? Estos elementos pueden estimular la vía mTOR, detener el mecanismo de la autofagia y generar una respuesta insulinogénica.

La idea es fomentar una práctica de ayuno consciente y brindarte herramientas que te ayuden a disfrutar de ese estado y que puedas aplicar en tu vida.

Mito, mala información o creencia

Quizá hayas escuchado que puedes consumir como máximo 50-70 calorías durante el estado de ayuno. Pero... ¿para qué complicarte la vida?

Este tipo de información puede ser, en algunas ocasiones, un detonante de ansiedad, estrés y pérdida de tiempo. Por último, definitivamente **el tipo de ayuno que elijas es un factor importante, ya que de él dependerá la intensidad del deseo por consumir alimentos durante su duración.**

No es igual un ayuno de 12 horas, que básicamente podría ser la mayor parte del tiempo en que duermes y parte de la mañana, que otro de 24 horas, en el que tu mente puede traicionarte y enviarte señales de hambre, aunque no sea un hambre real.

Menos es más. Ayuna de manera que te sientas bien, en calma, y evítate el estrés.

Para que puedas ayunar tranquilamente, repasaremos a continuación todos aquellos alimentos y productos que te sacan del estado de ayuno, pero también de los que puedes consumir en su justa medida.

¿Edulcorantes?

Es cierto que algunos edulcorantes no aportan calorías. Sin embargo, **algunos no calóricos o mínimamente calóricos sí impactan en tu respuesta a la insulina,** incluso sin elevar los niveles de glucosa en la sangre.

Del mismo modo, algunos edulcorantes sin calorías activan tu tracto gastrointestinal a pesar de que no terminan de metabolizarse de manera significativa.

Antes de seguir, recuerda: **practicar el ayuno es un acto para sanar por dentro.**

El debate sobre los edulcorantes está sobre la mesa. Existen evidencias científicas que respaldan ambas teorías, pero ten en cuenta que cada estudio tiene un objetivo y que, en algunas ocasiones, estos trabajos son financiados por entidades con intereses.

No citaré cientos de estudios y evidencias respaldando ambas posturas; por el contrario, voy a brindarte información para mejorar la toma de tus decisiones.

Existen cuatro clasificaciones de edulcorantes que te ayudarán a comprender la razón por la que es mejor alejarlos durante el estado de ayuno y disfrutar al máximo de él.

El consumo de edulcorantes durante el ayuno puede crear una respuesta insulinogénica, aumentar tu apetito, generar ansiedad y afectar tu microbiota intestinal.

Edulcorantes no nutritivos

Son sustancias dulces que contienen calorías mínimas o nulas. La mayoría de ellos son considerados de «alta intensidad», dado que pueden ser entre 100 y 20.000 veces más dulces que el azúcar regular por gramo. Algunos de estos edulcorantes son:

- advantamo (o advantame),
- alulosa,

- aspartamo,
- acesulfamo de potasio,
- extractos de *Siraitia grosvenorii* (*luo han guo* o fruta del monje),
- eritritol,
- glucósidos de esteviol (también conocido como «estevia»),
- neotamo (o neotame),
- sacarina,
- sacarosa,
- sucralosa.

El eritritol y la alulosa, por ejemplo, se encuentran en pequeñas cantidades en la naturaleza y ofrecen en torno al 70 por ciento del dulzor del azúcar normal.

La sucralosa, también llamada «triclorosacarosa» y más conocida bajo la marca Splenda, se produce sintéticamente y es una forma modificada de azúcar de mesa (sacarosa). Esta modificación hace que la sacarosa no esté disponible para las enzimas glucosídicas humanas, por lo que no afecta a los niveles de azúcar en la sangre ni puede ser metabolizada para obtener energía.

Edulcorantes naturales

Son azúcares y sustitutos del azúcar derivados de la naturaleza, por lo que no se crean sintéticamente en un laboratorio. Los más comunes en los productos 0 por ciento azúcar o sin azúcares añadidos son la estevia y los extractos de fruta del monje.

ESTEVIA

Los estudios no demuestran un impacto negativo de la estevia en la sensibilidad a la insulina, no se digiere ni se absorbe en el tracto gastrointestinal, pasa a través del intestino y se descompone por bacterias que viven en el colon.

La estevia no contiene calorías ni proteínas y puede reducir los niveles de insulina postprandial en comparación con el aspartamo y la sacarosa.

Los edulcorantes con base de estevia son glúcidos de esteviol extraído de la planta *Stevia rebaudiana*. Al haberse extraído de una planta natural, se suele pensar que este edulcorante es saludable y seguro. Realmente es el único edulcorante del que la microbiota del colon puede obtener nutrientes de manera significativa, pero debes saber que también puede afectar tu salud intestinal.

Un estudio realizado en humanos y roedores demuestra que el extracto de estevia puede alterar las concentraciones bacterianas de tu intestino en menor grado, comparado con otros edulcorantes.

Es probable que no tenga ningún impacto en la autofagia, lo que significa que quizá sea el único edulcorante natural que puedes consumir con moderación.

FRUTA DE MONJE

Los extractos de *Siraitia grosvenorii* (*luo han guo* o fruta del monje) no aportan calorías ni hidratos de carbono, pero pueden tener un efecto levemente estimulante en la producción de insulina. Los estudios en humanos son limitados y no está claro si el posible efecto estimulante de la insulina es suficiente para mantener a alguien fuera de la cetosis.

Los antioxidantes son el componente principal del extracto de fruta del monje. Además, es un aditivo prácticamente libre de proteínas, por lo que probablemente no haya activación de mTOR.

Quizá no sea una buena opción durante el ayuno, pero parece que sí para un momento específico después de ayunar.

Alcoholes de azúcar

Se pueden encontrar en la naturaleza o producirse industrialmente. Tienen una estructura química similar al azúcar y al alcohol, pero en realidad no son ninguno de los dos, por lo que se metabolizan de una manera muy singular.

Se absorben y metabolizan de manera incompleta, así que se usan comúnmente en alimentos para poblaciones diabéticas con el objetivo de reducir la ingesta de azúcar y nivelar la respuesta glucémica.

Los más comunes son el eritritol y el xilitol, y cada uno de ellos tiene un impacto muy diferente si se ingiere durante un ayuno.

ERITRITOL

Posee un aporte calórico muy bajo (0,24 kcal/g) y no aumenta significativamente los niveles de glucosa o insulina, pero estimula el tracto digestivo. La mayor parte del eritritol (alrededor del 90 por ciento) se absorbe en el intestino, aunque en realidad se metabolizan cantidades mínimas. También se ha demostrado que su consumo estimula la secreción del péptido 29, similar al glucagón tipo 1 y la colecistoquinina (GLP-1 y CCK, respectivamente, por sus siglas en inglés), dos péptidos intestinales liberados en respuesta a la ingesta de nutrientes.

XILITOL

Muestra una respuesta de insulina que, en algunos casos, ronda el 16-25 por ciento de la proveniente de una dosis equivalente de glucosa, aunque puede ser suficiente para inhibir la capacidad de tu cuerpo para producir cetonas.

Uno de los productos más comunes en los que encontrarás xilitol es la goma de mascar sin azúcar, que tiene muy poca cantidad de este edulcorante por pieza.

Al igual que el eritritol, el xilitol estimula el sistema digestivo a pesar de que no se metaboliza por completo.

Edulcorantes artificiales

Son aditivos alimentarios sin calorías que tienen un sabor dulce similar al azúcar.

SUCRALOSA (SPLENDA)

A pesar de no tener calorías, activa ciertos receptores del gusto que, según algunos estudios, pueden estimular la insulina. La sucralosa se deriva de la sacarosa, pero tiene una estructura química diferente, por lo que el cuerpo no la reconoce como un hidrato de carbono.

Esto significa que no se metaboliza para obtener energía. Sin embargo, hay algunos estudios recientes que indican que su uso habitual puede alterar la microbiota intestinal y, potencialmente, tener un impacto negativo en el metabolismo de la glucosa.

ASPARTAMO

Este edulcorante se produce sintéticamente, aunque se utilizan componentes naturales, como la fenilalanina con un grupo metilo agregado y ácido aspártico, que se digieren y metabolizan en el intestino.

El aspartamo es el edulcorante utilizado en la mayoría de las gaseosas dietéticas. Al igual que la sucralosa, no parece causar una respuesta significativa de glucosa o insulina después de una dosis única, pero el consumo prolongado puede provocar un cambio en la microbiota intestinal.

La fenilalanina, uno de los componentes del aspartamo, es un aminoácido esencial que estimula la vía mTOR e inhibe la autofagia.

ALULOSA (PSICOSA)

Se conoce como un «azúcar raro», lo que significa que se encuentra en pequeñas cantidades en la naturaleza, pero también se puede producir en grandes volúmenes en un laboratorio. No inhibe la cetosis o la descomposición de las grasas. Al igual que el eritritol, solo tiene 0,2 calorías por gramo (muchas menos que el azúcar común, que tiene 4), por lo que no aporta una energía significativa y no desencadena una respuesta de insulina.

Curiosamente, el consumo de alulosa con una comida rica en hidratos de carbono ha demostrado tener efectos beneficiosos sobre los niveles de glucosa postprandiales, aunque se necesita más investigación para verificar este resultado.

Evita el consumo de edulcorantes durante el estado de ayuno. ¿Qué sentido tiene cuidar tu jardín para después tirar basura en él?

Aminoácidos

Los aminoácidos son bloques que construyen las proteínas y cumplen múltiples funciones dentro de tu organismo, que van desde fomentar la construcción de tejido muscular y la reparación de los órganos hasta la síntesis de hormonas y neurotransmisores.

Tu cuerpo necesita veinte aminoácidos, de los cuales nueve son esenciales y once no esenciales.

La diferencia entre unos y otros es que **los aminoácidos esenciales no pueden ser sintetizados ni producidos por tu cuerpo,** por lo que es indispensable obtenerlos de fuentes externas, principalmente la alimentación, pero también a través de suplementos.

Para que se genere el proceso de construcción dentro de tu organismo, debe activarse la vía mTOR, la principal inhibidora de la autofagia, porque actúa en función de los nutrientes en torno a la célula.

Además, existen tres aminoácidos esenciales que no pueden ser degradados por el hígado y que, en el momento de ser ingeridos, pasan directamente al torrente sanguíneo para ser utilizados como energía. Estos aminoácidos son la isoleucina, la leucina y la valina.

Este trío de aminoácidos aporta 4-5 calorías por gramo, de modo que una dosis estándar de cualquier suplemento dietético que los incluya aporta aproximadamente 20 calorías.

El consumir aminoácidos esenciales durante el estado de ayuno estimulará la activación de la vía mTOR, inhibirá el proceso de la autofagia y, lógicamente, te sacará de él.

¡Atención! Los suplementos dietéticos que contengan aminoácidos esenciales o cierta cantidad de calorías te sacarán del estado de ayuno.

Entre esos suplementos están los siguientes:

- aminoácidos ramificados o de cadena ramificada (BCAA, por sus siglas en inglés),
- aminoácidos esenciales (EAA, por sus siglas en inglés),
- colágeno en polvo o cápsulas,
- proteína en polvo,

- preparados preentrenamiento,
- preparados quemagrasas,
- bebidas con aminoácidos incluidos,
- bebidas energéticas.

Existen algunos suplementos dietéticos que, como explicaré más adelante, se pueden consumir durante un estado de ayuno para potenciar sus beneficios sin miedo a romperlo.

Otros alimentos

La lista puede ser infinita debido a que cualquier alimento o producto que contenga calorías, aminoácidos, hidratos de carbono o cetonas exógenas puede inhibir el mecanismo de la autofagia por medio de la activación de la ruta mTOR o bien por una respuesta de la insulina.

Los alimentos que se describen a continuación te pueden sacar del ayuno:

- Aceite de coco.
- Aceites esenciales.
- Aceites vegetales.

- Café a prueba de balas *(bulletproof coffee)*.
- Caldo de huesos (si lo tomas en exceso).
- Cetonas exógenas.
- Chicles.
- Ciclodextrinas.
- Crema.
- Colágeno.
- Glutamina (si ingieres más de 5 g).
- Leche de vaca.
- Leches vegetales.
- Maltodextrinas.
- Mantequilla.
- Palatinosa (o isomaltosa).
- Té de hierbas con frutas.
- Vitaminas y multivitamínicos (algunos necesitan tener alimentos para su asimilación).
- Zumos.

Insisto, menos es más... No se trata de sabotear tu mente o tu estado de ayuno buscando opciones para consumir durante este, bajo el supuesto de cumplir alguna condición. Por el contrario, se trata de liberarte del estrés de comer para que sanes internamente y te conectes con tu «yo interior».

¿Qué consumo durante el ayuno?

Si has leído las páginas previas, pensarás que no se puede consumir gran cosa durante el estado de ayuno. En parte es cierto, pero no debes preocuparte. A medida que tu práctica del ayuno se vuelva habitual y pase a formar parte de tu estilo de vida, te resultará muy cómoda y no necesitarás sabotear tu mente para suprimir el apetito o la sensación de hambre.

Conecta con tus sensaciones y podrás conocer mejor la capacidad de tu cuerpo.

Agua pura

El cuerpo humano está constituido en un 70 por ciento por agua, de modo que mantener tu organismo hidratado durante el estado de ayuno es vital. Su total carencia de calorías es la ventaja más obvia del agua, por lo que no romperá tu ayuno y te ayudará a saciarte. Es una de las mejores opciones para los momentos en que sufras por la sensación de hambre.

Café

Además de estimular el metabolismo de los lípidos, el café es un supresor natural del apetito y un activador de catecolaminas (adrenalina, noradrenalina y dopamina). Se lo considera un nootrópico, pues aumenta funciones mentales como la atención, la concentración y la cognición. También se incluye entre las bebidas aptas para el preentrenamiento.

¡Importante! El consumo excesivo de cafeína puede conducir a niveles más altos de glucosa e insulina en la sangre debido a la sobreestimulación del cortisol. Así que beber demasiado café puede, paradójicamente, interferir con el ayuno. Es recomendable, por tanto, no pasar de 2 tazas al día.

Té verde

Posee alta cantidad de catequinas que ayudan a suprimir el apetito, disminuir el estrés y la ansiedad y mejorar tu salud metabólica. El té verde es rico en polifenoles y otros compuestos como la epigalocatequina-3-galato (EGCG) que estimulan la autofagia.

También puedes optar por diversas infusiones de especias y hierbas. Sin embargo, hay muchas variedades diferentes de té de frutas secas que, por estar elaboradas con frutas deshidratadas, pueden interferir con la autofagia o la producción de cuerpos cetónicos debido a que contienen calorías y azúcares en forma de hidratos de carbono.

Resulta muy útil beber una o dos tazas durante los períodos de ayuno, para obtener así sus beneficios, pero esto no significa necesariamente priorizar su consumo, ni tienes que beberlo todos los días.

¡Importante! En algunos casos el té puede causar hipoglucemia y, en consecuencia, provocar algún tipo de mareo, apatía o debilidad.

Sal rosa del Himalaya

Durante un estado de ayuno se pierden minerales a través de los fluidos corporales. La sal rosa del Himalaya aporta alrededor de 84 minerales esenciales para el cuerpo humano, entre los que destacan el sodio, el magnesio y el potasio.

Una mineralización correcta es importante para prevenir apatías, calambres o mareos.

Diluye 2-3 gramos de esta sal en un litro de agua y bébelo durante tu estado de ayuno.

Té de hongos medicinales

Estos hongos poseen propiedades antioxidantes y calmantes, disminuyen la presión arterial, estimulan la autofagia, fortalecen el sistema inmunitario, incrementan la capacidad cognitiva y, en algunos casos, contribuyen a prevenir el cáncer.

El chaga *(Inonotus obliquus)* mejora la salud y la integridad de las glándulas suprarrenales; la melena de león *(Hericium erinaceus)* promueve el crecimiento de nuevas células cerebrales y previene el deterioro cognitivo; el reishi *(Ganoderma lucidum)* mejora el sistema inmunológico y el funcionamiento de los glóbulos blancos, lo que hace que tu cuerpo sea más capaz de combatir las enfermedades; el shiitake *(Lentinula edodes)* contiene polisacáridos, terpenos y esteroles que estimulan el sistema inmunitario y combaten el cáncer; la cola de pavo *(Coriolus versicolor)*, un adaptógeno que reduce el estrés y fortalece la inmunidad, es utilizado en pacientes con cáncer para recuperarse de la quimioterapia.

Algunos de estos hongos se comercializan en polvo, otros hay que hervirlos.

Vinagre de sidra de manzana

Este fermento o vinagre contribuye a potenciar el mecanismo de la autofagia, regula los niveles de glucosa en la sangre y estimula la secreción de enzimas digestivas.

Carece de calorías, tiene gran cantidad de micronutrientes y, al promover el proceso de limpieza, te ayudará a mejorar la digestión y a aumentar la autofagia.

Dependiendo de tus gustos y tu paladar, su sabor quizá te resulte algo intenso. Por lo general, se puede disolver media cucharadita de vinagre por cada 250 ml de agua durante el estado de ayuno o antes de empezar a comer.

Jugo de limón

El jugo de limón y otros cítricos tienen calorías, sacarosa, fructosa y glucosa. Estos deben ser metabolizados por el intestino y por el hígado, así que interrumpen el estado de ayuno; sin embargo, también dependerá de la cantidad de limón que consumas y de tu propensión a las fluctuaciones del azúcar en la sangre.

No obstante, colocar algunas rodajas de limón, lima, naranja, pepino u hojas de menta en el agua no tiene ningún efecto sobre el azúcar en la sangre, la autofagia o el ayuno, siempre que no estén exprimidas.

Agua destilada

El agua destilada está formada por hidrógeno y oxígeno (H_2O) en estado puro, por lo que carece de contaminantes como minerales inorgánicos, metales y partículas radioactivas. A medida que el agua hierve en el dispositivo destilador, esta se convierte en vapor, que se captura para enfriarlo y, al pasar de nuevo al estado líquido, da como resultado el agua destilada.

Es el agua más pura de la Tierra. Su composición es más frágil, lo que facilita que atraiga y absorba dióxido de carbono del aire, lo que hace que sea también más ácida. Conviene que, antes y después de tomar un sorbo, la mantengas en un recipiente cerrado en todo momento.

¿Por qué consumir agua sin minerales cuando es importante mantenerse mineralizado durante el ayuno?

Puede ser que te hagas esa pregunta o quizá no la hayas formulado de esta manera, pero hasta cierto punto carecería de sentido tomar agua sin minerales cuando sabes que, durante el ayuno, es importante una correcta mineralización para evitar mareos, calambres, apatías o bajones.

Al igual que el té y el café, el agua destilada solo es una opción que puedes valorar para consumir, no quiere decir que debas beberla todo el tiempo y todos los días. Al ser tan pura y carente de contaminantes, puedes dar un giro a tu perspectiva y verla como una forma de limpiar tu organismo, debido a que tiene la capacidad de desintoxicar, limpiar y eliminar impurezas de los tejidos.

Lo importante es considerar cómo es tu práctica del ayuno.

Si optas por incorporar este tipo de agua, consumir 250 ml durante el estado de ayuno (1-2 veces por semana) será un punto de partida para que puedas experimentar sus beneficios a medio y largo plazo.

Considerando que el ayuno es también una disciplina de autoconocimiento, no tendría mucho sentido desintoxicarnos con el consumo de agua destilada para luego volver a consumos o hábitos de vida contrarios a la buena salud.

Rígete siempre por tu sentido común.

El agua mineral

Contiene minerales como magnesio, calcio, sodio y zinc, que te pueden ayudar a restaurar el equilibrio de electrolitos durante el ayuno.

La diferencia entre el agua mineral y el agua mineral con gas consiste en que esta última puede estar carbonatada de manera natural, pero industrialmente se le suele agregar dióxido de carbono (CO_2) durante el embotellado. Además, el agua mineral puede contener altas cantidades de otros compuestos naturales como bicarbonato, sulfato, cloruro y fluoruro.

Puedes beber agua potable normal o bien agua mineral, con o sin gas.

Mantén siempre una hidratación adecuada.

Caldo de vegetales

El caldo de vegetales puede ser consumido en sustitución del caldo de huesos durante el ayuno. Prácticamente es la «esencia» y resulta muy rico en sodio, el principal electrolito contenido en esta preparación.

Considera qué tipo de ayuno vas a realizar, pues habrá ocasiones en las que tendrás que considerar aspectos prácticos. Por ejemplo, si optas por un ayuno de 16 horas de duración, puedes encontrarte con que no dispondrás de un caldo en plena jornada laboral.

Puede también ser una opción para ayunos con más de 24 horas de duración.

Es preferible que sea un caldo casero. Los caldos enlatados o de cubitos están generalmente formulados con muchos conservantes y saborizantes artificiales que aportan calorías y, además, pueden dañar tu microbiota.

Consume únicamente el caldo, no los vegetales, pues la mayor parte de las calorías se encuentra en su fibra.

CALDO DE VEGETALES

Las cantidades que te indico para esta receta de caldo depurativo antiinflamatorio son completamente orientativas, así que adáptalas en función del tamaño de la olla y de la variedad de tu despensa.

INGREDIENTES

- 5 ramitas de apio (con sus hojas)
- 2 cebollas
- 2 puerros grandes (con sus hojas)
- 1 trozo grande de calabaza (al gusto)
- 1 manojito de perejil fresco
- 1 trozo de jengibre fresco (o en polvo)
- Sal marina o del Himalaya (al gusto)
- 1 cucharada de cúrcuma (fresca o en polvo)
- Pimienta negra al gusto (potencia las cualidades de la cúrcuma)
- Agua

PREPARACIÓN

Corta los ingredientes del tamaño adecuado para la olla. Si lo vas a preparar en formato mini, córtalos muy pequeños para que te quepan. No olvides incluir las hojas del apio y del puerro, recuerda que el color verde en la alimentación es maravilloso.

Coloca las verduras en la olla y cubre de agua, dejando unos 2-3 cm libres hasta el borde de la olla.

Cuece a fuego lento entre 45 minutos y 1 hora. Recuerda que no conviene una gran ebullición, sino una cocción suave.

Café a prueba de balas

También llamado *bulletproof coffee,* consiste en una mezcla de café negro con mantequilla o *ghee* (un término procedente de la gastronomía india y pakistaní que hace referencia, fundamentalmente, a una mantequilla clarificada) y aceite de coco —rico en triglicéridos de cadena media (MCT, por sus siglas en inglés)—. A esta combinación, hay algunas personas que agregan también crema doble o similares.

Es un café rico en grasas y denso calóricamente. Su contenido en MCT ha demostrado que mejora el metabolismo de la glucosa mediado por insulina y el cuerpo los convierte fácilmente en cetonas para utilizarlas como energía.

Al consumirlo no genera una respuesta de la insulina, por lo que te mantendrá en cetosis y en estado de ayuno (de alimentos sólidos), y al mismo tiempo inhibirá la autofagia.

La mantequilla, por otro lado, se compone principalmente de triglicéridos de cadena larga (LCT) que estimulan las enzimas pancreáticas y requieren la liberación de bilis en el tracto gastrointestinal.

A continuación, os explico cómo prepararlo.

CAFÉ A PRUEBA DE BALAS

Esta preparación se ha convertido en una tendencia mundial por su uso en Silicon Valley y por parte de muchas celebridades, debido a su poder de potenciar la cognición y suprimir el apetito.

INGREDIENTES

- 1 taza (300 ml) de café americano (o expreso si lo prefieres más oscuro)
- 10 g de aceite de coco orgánico
- 10 g de mantequilla (o *ghee*)
- Edulcorante (estevia, al gusto)
- Un toque de canela (si te gusta y quieres potenciar la quema de grasas)

PREPARACIÓN

Prepara el café como suelas hacerlo.

Corta la mantequilla en dados y agrégala al vaso de la batidora.

Añade el edulcorante, la canela y el aceite de coco.

Vierte el café caliente (asegúrate, antes de hacerlo, de que el vaso de tu licuadora es resistente al calor).

Bate por unos segundos hasta que se torne cremoso y se aclare.

Tomarlo o no durante el ayuno dependerá del motivo de tu práctica, puesto que posee un promedio de 320-500 calorías por taza.

Si lo que buscas son los beneficios de la autofagia, la desinflamación y la desintoxicación, lo ideal será consumirlo en otro momento del día, durante otro tipo de ayuno o régimen dietético.

Por el contrario, si lo que buscas es prolongar tu ayuno mucho más de 16 horas y mantener el estado de cetosis, su consumo puede resultar útil. Al mismo tiempo, este café es una excelente opción para consumirlo como bebida antes del entrenamiento por su densidad calórica, fuente de energía inmediata y sostenible.

¡Que no falten los minerales!

El agua constituye un total del 70 por ciento de la masa corporal del cuerpo y resulta esencial para todos los procesos corporales, pues ayuda a regular la temperatura y la digestión, entre otras funciones.

Tu cuerpo constantemente transpira agua a través del sudor y la respiración. Aproximadamente el 20 por ciento de tu requerimiento de agua diaria lo obtienes a través de los alimentos. Recuerda que tu cuerpo almacena los hidratos de carbono en forma de glucógeno hepático y muscular. Cada gramo de glucógeno necesita 3 g de agua para ser almacenado.

A nivel fisiológico, a medida que se consume el glucógeno almacenado, se libera agua. Por ello, cuando se agota el glucógeno, la hidratación se vuelve más importante.

Cuando ayunas, tus niveles de insulina disminuyen, y esto indica a los riñones que excreten agua y electrolitos.

Electrolitos

Estos minerales, que llevan una carga eléctrica, se encuentran en tu sangre, orina y sudor. Son vitales para mantener el funcionamiento del sistema nervioso y de los músculos, así como para regular el pH.

Estos tres minerales esenciales son: el sodio, el potasio y el magnesio.

El sodio, particularmente, ayuda a mantener el equilibrio de líquidos a través de la ósmosis.

La ósmosis es un proceso en el que el agua se mueve a través de la pared de una membrana celular desde una solución diluida (más agua y menos electrolitos) hacia una solución más concentrada (menos agua y más electrolitos).

Los electrolitos son fundamentales para mantener una hidratación adecuada.

La mayoría de los cambios de líquidos y electrolitos en el cuerpo son causados por tres acciones principales:

- el consumo de alimentos y bebidas,
- la sudoración durante el ejercicio,
- la excreción mediante la orina.

Durante el ayuno, **la pérdida de electrolitos y minerales es la causa más común de jaquecas o dolores de cabeza, calambres musculares, apatía, agotamiento, taquicardia y un aumento del cortisol.** Si solo consumes agua pura, prácticamente estás eliminando todos los minerales esenciales de tu cuerpo, lo que puede causarte una deshidratación.

Sodio

La dosis recomendada es de 1 cucharadita de sal al día (equivalente a 1.500-2.300 mg, es decir, unos 2 g).

Pero si haces ejercicio, practicas ayuno y sudas, la ingesta puede aumentar hasta 3.000-4.000 mg, hasta alcanzar algo así como 3-4 cucharaditas o 6-8 g de sal por día.

Las mejores fuentes de sodio pueden ser estas:

- Sal marina.
- Sal rosa del Himalaya.
- Sal de roca ionizada.

Esta última contiene pequeñas cantidades de yodo, un mineral que promueve el funcionamiento de la tiroides y previene el hipotiroidismo.

Potasio

La dosis diaria recomendada es de 4.700 mg, pero, si obtienes suficiente sodio, quizá tengas suficiente con 2.500 mg de potasio. El sodio ahorra potasio (las células perderán potasio solamente si pierdes sodio). Puedes obtenerlo, por ejemplo, a través de sales de potasio como la comercializada bajo la marca Nu-Salt.

Magnesio

Ayuda a regular la función muscular y nerviosa, así como a mejorar la conciliación del sueño. La dosis diaria recomendada está entre 300 y 450 mg. No te preocupes por la deficiencia de magnesio, seguro que lo estarás obteniendo a través de la alimentación, pero, de no ser así, puedes recurrir a los suplementos dietéticos.

¿Qué hay del zinc, el calcio, el fósforo y el cloruro?

Estos se almacenan en diversos tejidos de tu cuerpo, no son tan importantes durante un ayuno y se obtienen a través de la alimentación.

Un buen punto de partida será que a cada litro de agua que consumas le agregues 2-3 g de sal para mantener un equilibrio de electrolitos esenciales y la hidratación.

También existen opciones como tabletas y cápsulas de electrolitos o agua de mar tratada (como la comercializada bajo la marca Quinton Hypertonic), que te aportarán los minerales que necesitas.

Observar el tono o color de tu orina es un indicativo de tu nivel general de hidratación. Un color amarillo concentrado probablemente te advierta de una posible deshidratación, mientras que, por el contrario, una orina muy clara puede indicar un exceso de hidratación. Por tanto, un color intermedio, ni claro ni oscuro, es la señal de una correcta hidratación.

El propósito del ayuno es aflojar hasta cierto punto los lazos que nos unen al mundo de las cosas materiales y nuestro entorno en su conjunto, para que podamos concentrar todos nuestros poderes espirituales en las cosas invisibles y eternas.

Ole Hallesby

PARTE 4

¿CÓMO HACER UN AYUNO?

Prepárate para el ayuno

Después de leer la información anterior, ya tienes una noción básica de cómo realizar un ayuno. Si, por el contrario, ya lo practicas, habrás terminado de cimentar lo que ya sabías. En ambos casos, el ayuno te permitirá disfrutar de una práctica de autoconocimiento.

¿Por qué vas a practicar el ayuno?

Pérdida de peso, RC, pérdida de grasas, salud intestinal, mejora de la cognición, flexibilidad metabólica, disminuir la inflamación, conveniencia, reducir la frecuencia de las comidas, evitar el estrés por comer, porque se acopla a tu estilo de vida, mejorar la productividad, porque te ayuda a conectar con tu «yo interior», meditación, sanar tu relación con la comida, porque sales de viaje, reflexión, porque vuelves de vacaciones o, simplemente, porque es algo nuevo y quieres experimentar.

No importa el motivo, todos son válidos, y esta pregunta te ayudará a saber qué protocolo tienes que utilizar y qué resultados esperar.

Empieza la práctica del ayuno con un motivo en mente.

Selecciona tu tipo de ayuno

La base, insisto, es la misma para cualquiera de ellos: tiempo de ayuno y tiempo de ingesta. Si nunca lo has practicado, es muy aconsejable comenzar con un período de 12 horas. La frecuencia puede ser diaria.

Es tan fácil que puedes empezar hoy mismo, simplemente establece un patrón de alimentación de 12 horas.

A partir de la última comida del día anterior, espera 12 horas para realizar la primera comida del día siguiente.

- **Cenas a las 20:00 h ⇨ *Des-ayunas* a las 08:00 h**
- **Cenas a las 22:00 h ⇨ *Des-ayunas* a las 10:00 h**

Por otra parte, si ya tienes alguna experiencia previa, el ayuno 16:8 es el siguiente nivel.

La frecuencia de este ayuno puede ser diaria o bien de 3-5 veces por semana. Sea cual sea, debes considerar todas las variables externas que de alguna manera pueden causar estrés en tu vida. Recuerda que el ayuno, con todos sus beneficios, también puede ser contraproducente en ciertas ocasiones.

CONSEJO

Poner en práctica el ayuno 16:8 es muy sencillo: omite el desayuno o adelanta la cena. De esta manera te resultará mucho más fácil cumplir las 16 horas, pues la mayor parte del tiempo transcurrirá por la noche o bien durante una parte de la mañana.

Si tu objetivo al practicar el ayuno se enfoca en la sanación interna, conectar con tu «yo interior», sanar la relación con la comida o dar un descanso a tu sistema digestivo, el siguiente nivel para ti es una práctica de ayuno de 23 o 24 horas.

En general, te recomiendo que te entrenes, tanto a nivel fisiológico como mental, para prolongar el tiempo de ayuno. No es obligatorio, o quizá no lo necesites, pero realizar primero ayunos más cortos te ayudará a ser muy consciente de las sensaciones y reacciones de tu cuerpo, lo que te evitará caer en ansiedad, estrés y atracones.

CONSEJO

La frecuencia recomendable en ayunos de 24 horas es de 1-2 veces por mes. Pero recuerda que existen ayunos del tipo OMAD y Amen que forman parte de un estilo de vida, lo que significa que su práctica es habitual o, mejor dicho, diaria.

Debes considerar si los ayunos de 24 horas o más son una buena opción que se acopla a tu estilo de vida y no te suponen ninguna complejidad. Además, valora si con ellos obtienes los resultados que persigues.

Por último, los ayunos prolongados de 72 horas.

Son recomendables para personas más experimentadas en esta práctica, que conocen mejor la capacidad de su cuerpo y saben cómo lidiar con las sensaciones de hambre, sed, cansancio y apatía.

CONSEJO

¿Has decidido realizar un ayuno prolongado de 72 horas? Tómatelo con calma, avanza de forma progresiva y experimenta.

Recuerda que más no es siempre mejor. Si no tienes un propósito que te motive a realizar este tipo de ayuno, entonces resulta totalmente innecesario que te sometas a una experiencia que podría resultarte desagradable.

Por otra parte, si deseas practicarlo, pero tienes alguna duda, lo mejor será asesorarte con un profesional.

En cualquier caso, recuerda que tienes la capacidad de entrenar por tu propia cuenta y desafiarte.

El ayuno consciente es una práctica de autoconocimiento porque el único juez eres tú; quien mejor conoce tus sensaciones y tu cuerpo eres tú; quien sabrá cuánto tiempo, con qué frecuencia y cuándo ayunar eres tú.

El ayuno no es la solución definitiva, sino una herramienta, práctica y sencilla, para la mejora de tu salud y para conectar de un modo profundo con tu «yo interior».

¿Qué consumo durante el ayuno?

A continuación encontrarás una lista de algunos de los alimentos que puedes ingerir mientras practicas el tipo de ayuno que hayas elegido:

- Agua pura, mineralizada o mineralizada carbonatada.
- Agua saborizada con 1 rodaja de limón, hojas de menta, hierbabuena u orégano (experimenta).

- Agua de mar (30 ml/litro de agua).
- Café negro solo (1-2 tazas/día).
- Electrolitos esenciales (1 cápsula/l de agua).
- Quinton hypertonic (1 ampolla/l de agua).
- Sal marina, de roca ionizada o rosa del Himalaya (2 g/l de agua).
- Té verde, negro, rojo, manzanilla y variedades (1-2 tazas/día).
- Té de hongos medicinales (opcional, 1-2 tazas/día).
- Vinagre de sidra de manzana (5-10 ml/250 ml de agua).
- Bicarbonato de sodio (2 g/l de agua).
- Caldo de verduras (opcional, 1 taza).

CONSEJO

No es necesario que consumas todos estos alimentos durante un ayuno. Lo importante es mantener una correcta mineralización y, antes de la primera ingesta de alimentos, estimular la secreción de ácidos gástricos y enzimas digestivas.

El caldo de huesos y el café a prueba de balas te sacarán del estado de ayuno, pero te mantendrán en cetosis, por lo que su consumo dependerá de la intención de tu práctica y de si la duración del ayuno se prolonga más de 24 horas.

Sin embargo, esto no está escrito en piedra, así que, si deseas consumirlos por simple gusto y gana, no hay ningún problema.

¿Cómo rompo el ayuno?

Recuerda que hay tres aspectos principales que te ayudarán a determinar cómo salir del estado de ayuno:

- estimular la producción de ácidos gástricos y enzimas digestivas,
- ingerir alimentos que no generen picos de insulina y sean de fácil absorción,
- tomar un total del 20-30 por ciento de tus calorías totales diarias (500-600 calorías).

ALGUNOS PLATOS PARA ROMPER EL AYUNO

- **Pescado blanco con acelgas y aguacate.**
- **Huevos enteros con vegetales de hoja verde y aceite de oliva.**
- **Atún con ensalada de brotes verdes, tomate cherry, zumo de limón y aguacate.**

Luego, dependiendo del tipo de alimentación que realices (paleo, cetogénica, alta en hidratos, *ad libitum*, etcétera), del tipo de ayuno y del total calórico, deberás repartir el resto de tu ingesta en 1-2 comidas.

Esto es algo muy personal, de manera que puedes gestionarlo según tu contexto y estilo de vida.

Por otra parte, si eres un atleta de alto rendimiento, deberás asegurarte de encontrar un equilibrio entre el estrés causado por el entrenamiento y el originado por el ayuno, para así evitar desequilibrios energéticos, metabólicos y hormonales.

Seas o no atleta, y para cualquier persona que se aventure en la práctica del ayuno, las pautas generales son las mismas: olvida el miedo y experimenta por tu propia cuenta, adaptando todos los aspectos del ayuno a tus necesidades y estilo de vida.

Si te va mejor adelantar la cena para ayunar la mayor parte del tiempo por la noche, adelante; por el contrario, si prefieres evitar comer por la mañana y aprovechar tu foco de atención en tu trabajo y comer al mediodía, entonces hazlo así. Pero si el ayuno no va contigo, entonces no lo practiques. Recuerda: el ayuno no es un régimen ni un dogma, es un estilo de vida.

AYUNO 16:8

Para una persona sedentaria que no realiza entrenamiento de fuerza y tiene un trabajo de escritorio durante 8-10 horas diarias.

- Última comida ⇨ 20:00 h.
- Estado de ayuno ⇨ Desde las 20:00 h hasta las 12:00 h del día siguiente.
- Durante el ayuno ⇨ 2-3 litros de café negro o té (opcional) y electrolitos esenciales.

- Primera comida ⇨ 12:00 h (filete de pescado blanco a la plancha, espárragos y aceite de oliva).
- Merienda ⇨ 16:00 h (tazón de yogur griego con caseína, frutos del bosque y un puñado de nueces).
- Cena ⇨ 22:00 h (pechuga de pollo, patatas y aguacate).

Para una persona moderadamente activa que realiza entrenamiento de fuerza tipo *fullbody* 3-4 días por semana, practica el ayuno (para no cargar con fiambreras y reducir el nivel de estrés por comer) y debe cumplir compromisos laborales y académicos.

- Última comida ⇨ 22:00 h.
- Estado de ayuno ⇨ Desde las 22:00 h hasta las 14:00 h del día siguiente.
- Salida del ayuno ⇨ A las 12:00 h, en el preentrenamiento, con un café a prueba de balas.

- Durante el entrenamiento ⇨ Abundante agua con electrolitos esenciales.
- Tras el entrenamiento ⇨ Batido de proteínas con agua de coco y 1 kiwi.
- Primera comida ⇨ 1 hora después (huevos con setas salteadas y aguacate).
- Última comida ⇨ Carne roja magra, pimientos con cebolla a la parrilla con fajitas de maíz y aderezo casero.
- Postre o merienda ⇨ Frutos del bosque + leche de almendras + proteína en polvo y crema de almendras.

Ayuno con enzimas

Este ayuno puedes realizarlo 1-2 veces al mes, después de un día con exceso de comida o, simplemente, cuando desees concederle a tu sistema digestivo un descanso de la carga habitual de alimentos.

El enfoque de este ayuno es aportar alimentos ricos en probióticos y enzimas digestivas para ayudar al organismo a repoblar la microbiota intestinal, mejorar la descomposición de alimentos y evitar intolerancias alimentarias.

AYUNO DE 18 HORAS

- Actividad aeróbica de baja intensidad por la mañana (30-45 min).
- 3 l de agua + 2 tazas de café + 1 infusión de manzanilla durante el ayuno.

Comida 1

- 300 g de frutas enzimáticas + 250 g de alimento probiótico + 15 g de aminoácidos esenciales o 25 g de proteína en polvo + 5 g de açaí en polvo + 15 g de aceite de coco o de aceite MCT.

Comida 2

- 200 g de alimento probiótico + 15 g de caseína + 10 g de cacao en polvo + 200 g de frutas enzimáticas + 15 de aceite de coco o MTC.

Entre los alimentos ricos en enzimas digestivas están los siguientes: papaya (papaína), piña (bromelina), kiwi (actinidina), higo (ficina) y mango (amilasa).

Y si buscas alimentos ricos en probióticos, elige alguno de estos: kéfir (vaca, oveja, cabra, coco), yogur griego y yogur natural con cepas.

Suplementación durante el ayuno

La base del ayuno siempre es la misma: **alimentación saludable, actividad física y estilo de vida.** La suplementación ayuda, por supuesto, pero aporta solamente un 5 por ciento de la importancia entre esas variables. Ciertos suplementos, consumidos durante el estado de ayuno, potencian sus efectos sobre la salud, la microbiota intestinal y la cognición.

Por el contrario, existen algunos que conviene consumir con las comidas, debido a que necesitan de las grasas para su absorción, y otros que pueden interferir con el mecanismo de la autofagia debido a su aporte calórico y nutricional.

Y los hay que pueden potenciar la autofagia.

Los ayunos de 12, 16 o 24 horas no provocan una deficiencia de micronutrientes que haga necesario que te preocupes por la suplementación. Sin embargo, recuerda que los micronutrientes —vitaminas, minerales, ácidos esenciales...— tienen un impacto mayor sobre cómo te sientes y cómo te comportas de lo que normalmente se piensa.

Cuando practiques el ayuno, toma líquidos con frecuencia para evitar la deshidratación a causa de la pérdida de electrolitos.

Lo ideal es que investigues por tu propia cuenta. También te recomiendo que te hagas un análisis de sangre para identificar tus deficiencias, así podrás combatirlas por medio de la suplementación.

Por muy beneficiosos que resulten, no debes intentar consumir todos los suplementos a tu alcance, ni tomarlos todos los días, ni verlos como tu fuente principal de vitaminas y minerales.

Nada puede sustituir a la comida real.

Recuerda que, durante el estado de ayuno, el proceso de catabolismo causa que tu cuerpo obtenga los nutrientes que necesita de los depósitos en donde se encuentran almacenados. El siguiente listado de suplementos no debe tomarse como una recomendación, puesto que su consumo dependerá de tus necesidades reales. Y si decides utilizarlos, presta gran atención a las dosis recomendadas y a sus posibles interacciones con algunos medicamentos.

Ácido alfalipoico (ALA)

Tiene efectos antiinflamatorios y antioxidantes sobre el cerebro y otros tejidos. Ayuda con la oxidación de las grasas, la regulación del azúcar en la sangre y la función cardiovascular.

Berberina

Es un compuesto que se encuentra en el agracejo *(Berberis vulgaris)* y en otras plantas. Tiene muchos beneficios medicinales, especialmente en lo que respecta a la reducción de la insulina y el azúcar en la sangre. También activa la AMPK.

Bicarbonato de sodio

El bicarbonato de sodio es un agente antibacteriano y antifúngico natural que promueve la alcalinidad en el cuerpo. 1 cucharadita de bicarbonato de sodio contiene 1.259 mg de este mineral, que ayuda a regular el nivel de pH de tu cuerpo, a mejorar el entorno digestivo y a sanar los riñones.

Cafeína

La cafeína —presente, por ejemplo, en el café, el té verde y la preparación saciante Coffee Go!— es altamente efectiva como combustible para tu cerebro, casi de inmediato te hará estar más alerta. La ingesta moderada de cafeína funciona para aumentar la serotonina, un factor de influencia clave en el estado de ánimo, y es lo suficientemente potente como para contrarrestar la depresión de manera cuantificable.

Coenzima Q10 (CoQ10)

Esta coenzima es importante para la producción de energía y el desarrollo de tejidos. Estimula las mitocondrias y es antioxidante en la sangre. Los suplementos de ubiquinol, con hasta un 90 por ciento de esta forma «concentrada» de Q10, favorecen su absorción y, por tanto, son los más recomendables.

Electrolitos

Incluyen sodio, magnesio, cloruro, fosfato, potasio, calcio y bicarbonato. Son esenciales para diversas funciones corporales, incluidos los sistemas nervioso y muscular. Te ayudarán a prevenir náuseas, fatiga, sensación de debilidad, espasmos, dolores de cabeza y arritmia. El potasio, el magnesio y el sodio, que se excretan fácilmente del cuerpo en ayunas, son vitales para equilibrar los fluidos en el cuerpo y para regular la presión arterial.

Acetil-l-carnitina (ALCAR)

Apoya el antienvejecimiento mitocondrial, aumenta el enfoque, mejora la concentración y reduce la fatiga mental y física. Se ha demostrado que la ALCAR mejora la resistencia física más allá que la cafeína y la L-teanina por separado.

L-teanina

Este nootrópico es ingerido sin saberlo por millones de personas diariamente a través del té negro y verde. Como aminoácido, se ha utilizado para mejorar la salud del cerebro, la ansiedad y la atención durante miles de años. Entre sus principales beneficios, ayuda a reducir la ansiedad, promueve la relajación sin ningún efecto sedante y mejora tu concentración.

L-tirosina

Este aminoácido no esencial es importante para muchas funciones cognitivas. La tiroides es el principal termostato de energía de tu cuerpo, y las hormonas que libera controlan tu metabolismo y la forma en que tu cuerpo emplea la energía. Disminuye el estrés, promueve un estado de ánimo saludable y aumenta la cognición.

Magnesio

Tu cuerpo posee el 99 por ciento del contenido de este mineral, que rige casi todos los procesos fisiológicos. El magnesio ayuda a construir huesos, permite que los nervios funcionen y es esencial para la producción de energía a partir de los alimentos. Su deficiencia puede conducir a enfermedades cardiovasculares, depresión y dolores de cabeza.

Picolinato de cromo

Desempeña un papel crítico en el metabolismo de la glucosa y de los lípidos, así como en los efectos de la insulina. Permite el transporte de glucosa en la membrana celular por separado de la insulina, de ahí que sea tan beneficioso para mejorar el metabolismo del azúcar y abordar la resistencia a la insulina. Además, mejora la absorción o retención de otros minerales esenciales como el calcio, el magnesio, el hierro, el cobre y el zinc.

Sales minerales

Te ayudarán a reponer electrolitos esenciales y a mantener la hidratación a nivel celular. Ciertas sales, como los cloruros, los carbonatos y los sulfatos, son imprescindibles para el correcto funcionamiento de algunos procesos vitales.

Vitamina D

Tiene un papel integral en la regulación del estado de ánimo, para prevenir la depresión y mejorar la concentración y la memoria. La luz del sol puede aportarla, por lo que conviene tomar baños de sol durante 10 minutos. Los momentos ideales son por la mañana, antes del mediodía, o después de las 16:00 h.

Su consumo en forma de suplemento puede ayudar a prevenir el trastorno afectivo estacional (SAD, por sus siglas en inglés), un tipo de depresión relacionada con los cambios de estación y que sucede con más frecuencia en regiones donde el invierno es muy acusado, y la luz del sol, limitada.

El *des-ayuno*, la comida más importante

Desde un tazón de cereal con leche, un donut con café americano o un sándwich de jamón con un refresco a un bol repleto de frutas con un zumo de naranja... Todos estos modelos son típicos de la comida de la mañana conocida como «desayuno».

La historia, la razón o la influencia de comer al levantarnos comienza muchos siglos atrás, pues ya existen reseñas y referencias en antiguos escritos romanos y helénicos clásicos sobre el desayuno para comenzar el día.

Ciertos moralistas entusiastas estigmatizaron la comida de la mañana durante la Edad Media y el inicio del tiempo moderno en Europa, enganchándola a los siete pecados capitales y describiéndola como un acto de glotonería.

A finales del siglo XVI, la reina Isabel I de Inglaterra incluía un abundante desayuno de cerveza y pasteles de avena como parte de su régimen matutino. El siglo XVII, la era de los descubrimientos para gran parte de la cultura europea, condujo al comercio como factor importante en la popularidad del desayuno.

Cuando el té, el café y el chocolate se difundieron por Europa, causaron un alboroto entre la élite social. Incluso provocaron que la Iglesia católica cambiara las reglas, y así, en 1662, el cardenal Francesco Maria Brancaccio declaró que «Liquidum non frangit jejunum», es decir, que esos alimentos líquidos no rompían el ayuno.

En el siglo XVIII los ingleses y los colonos americanos comían por la mañana grandes cantidades de alimentos recomendados por los médicos, como gachas de avena, huevos con jamón o tocino, pan acompañado de mermelada o mantequilla, y una buena taza de café o té. Sin embargo, esto era para los empresarios que tenían poder adquisitivo, ya que «sustentaba» hasta el mediodía.

Durante la Revolución Industrial en Estados Unidos, el transporte en tren y la electricidad permitieron una nueva variedad de alimentos en las mesas para el desayuno. Las salchichas, los panqueques con miel y el café con crema, por ejemplo, se volvieron más comunes y de ahí surgió la tendencia de que, dentro de muchas casas, hubiera un área o habitación específica para desayunar.

Ciertamente, la tecnología está diseñada para facilitar las tareas del ser humano, y la comida no es una excepción. Así, a finales del siglo XIX se inventaron los cereales para el desayuno, un alimento fácil y práctico de consumir a primera hora de la mañana, cuando todos empiezan sus actividades y el tiempo para cocinar es limitado.

Comida de tazón

Después de la Segunda Guerra Mundial, el consumo de cereales en el desayuno cobró más fuerza y se enfocó en los niños. Sin embargo, en sincronía con esto, el uso de mayores cantidades de azúcar se disparó.

En 1971 la empresa Kellogg's, en el marco de su campaña publicitaria, popularizó este lema: «El desayuno, la comida más importante del día». El éxito fue tan rotundo que muchas compañías lo replicaron y, hoy en día, el desayuno forma parte de un estilo de vida en todo el mundo.

Una enorme variedad de cereales, tartas, granolas y un sinfín de productos azucarados de conveniencia abastece actualmente miles de supermercados y millones de mesas que a primera hora de la mañana están listas para el desayuno.

La Real Academia Española define el desayuno como «la primera comida del día, generalmente ligera, que se toma por la mañana». Etimológicamente, la palabra «desayuno» proviene de la inglesa *breakfast*, que deriva a su vez de la francesa *disdéjeuner*, a través del latín tardío *disieiunare*, cuya traducción es 'dejar de ayunar, romper el ayuno'. No fue hasta el siglo XV que el término «desayuno» entró en uso en el idioma inglés escrito para describir la primera comida de la mañana.

En la sociedad actual el desayuno se toma generalmente por la mañana. Pero detrás de todo existen ciertos intereses de la industria alimentaria; y el hecho de que comas a toda hora es bueno para su negocio.

El *des-ayuno* es la primera comida que se hace para salir del estado de ayuno, sin importar el momento del día en que lo realices, ya sea por la mañana, a mediodía o en cualquier momento que hayas planificado.

Esta comida es la más importante del día, debido a que puede afectar a la manera en que consumes tus alimentos a lo largo de la jornada, a tu nivel energético y a tu estado de ánimo. Esto se debe al impacto en la liberación de hormonas intestinales que controlan el apetito.

La densidad y calidad nutricional de esa comida te ayudarán a disminuir los niveles de cortisol en sangre, disminuir el apetito y reducir la ingesta calórica diaria.

Esto puede ser especialmente cierto si tiendes a consumir alimentos más tarde durante el día, lo que provoca cantidades excesivas de insulina, con la posibilidad de interferir con la leptina para controlar el apetito.

A raíz de todas estas consideraciones, surge una pregunta: ¿cómo romper el ayuno?

Es más simple de lo que parece. Además, dependerá de tu contexto y de tus necesidades.

¿Cómo salir del estado de ayuno?

Antes de romperte la cabeza pensando en cuál es la mejor manera para salir del estado de ayuno, contabiliza las horas durante las que has ayunado.

No es igual ayunar durante 16 horas que hacerlo durante 72. Tener en cuenta este aspecto te ayudará a determinar cómo salir del ayuno.

Cuando te despiertas por la mañana, ¿a que no sales enseguida a la calle y esprintas 200 metros sin calentar? Por más que quieras, tu cuerpo no está listo para una exigencia de ese calibre.

Algo similar sucede con la actividad de tu intestino cuando ha comenzado a tener ciertas adaptaciones, por lo que te encontrarás en un estado más sensible y receptivo.

Existen casos en los que realizar esta primera comida tras el estado de ayuno se convierte en un festín sin control. Como resultado, se producen hinchazones, pesadez y gases. Dependiendo del tiempo de ayuno, la cantidad y la densidad calóricas pueden variar.

La clave para salir del estado de ayuno en las mejores condiciones reside en la progresión.

Hacks!

Cuando llega el momento de la primera comida tras el ayuno, tu cuerpo se encuentra en un estado muy sensible. Es muy importante que consideres los alimentos que vas a consumir, pues durante el estado de ayuno tu organismo excreta agua y minerales constantemente.

En consecuencia, salir del ayuno con una gran ingesta de hidratos de carbono o alimentos procesados puede provocar un incremento de potasio y sodio con un efecto antidiurético, de modo que causarás un pico de insulina y entonces retendrás líquidos.

Lo ideal es una comida ligera de fácil digestión, que no eleve los niveles de insulina en la sangre. De esta manera controlarás los niveles de glucosa, podrás mantenerte más saciado y comenzarás a preparar tu intestino para una posterior carga de alimentos.

Antes de la primera comida es recomendable consumir algún alimento que estimule la producción de enzimas digestivas y jugos gástricos para iniciar el proceso de la digestión. Algo así como arrancar y empezar a calentar un motor durante una mañana de mucho frío.

Si practicas ayunos de 12, 16 o 24 horas de duración, conviene que prestes atención a los siguientes pasos.

Paso 1: Prepara el terreno de batalla

Para salir del estado de ayuno, puedes ingerir 15 minutos antes uno de estos alimentos:

- 5-10 ml de vinagre de sidra de manzana (te ayudará a preparar tu entorno digestivo y digerir los alimentos de forma correcta).
- El zumo de 1 limón u otro cítrico en 1 vaso con agua (estimulará la producción de enzimas digestivas).
- 2 enzimas digestivas.
- Algún alimento probiótico como yogur natural con bacterias vivas o kéfir (en ambos casos, preferiblemente derivados de leche de búfala, cabra u oveja; ten precaución si eres intolerante a la lactosa).

CALDO DE HUESOS

El caldo de huesos de vacuno es una muy buena opción para empezar a liberar más enzimas digestivas de forma natural y estimular el apetito. Es rico en electrolitos y contiene una gran cantidad de colágeno (la proteína más presente en el cuerpo humano).

Otras opciones recomendables son el caldo de huesos de pollo o de pescado (este último es rico en omega 3). En un ayuno de 16 horas de duración no es tan importante consumir este caldo, pero en los que se prolongan entre 24 y 72 horas puede resultar muy beneficioso. ¡Ah, y puedes consumirlo cuando te apetezca!

Paso 2: Comida sólida

Recuerda: la clave está en elegir alimentos de bajo índice glucémico y fácil digestión. Un consumo agresivo de hidratos de carbono en un momento como este puede causar retenciones de líquidos y una liberación excesiva de insulina.

PROTEÍNAS

Ofrecen beneficios para el control de la saciedad, aportan aminoácidos al torrente sanguíneo y estimulan la vía de construcción mTOR.

Los alimentos como los huevos, los pescados blancos y las proteínas en polvo son de fácil digestión y absorción para tu cuerpo.

GRASAS

Como te encuentras en un estado en el que tu cuerpo metaboliza ácidos grasos como fuente principal de energía, la incorporación de grasas junto con las proteínas te ayudará a mantenerte en estado de cetosis.

Los ácidos grasos de cadena media (MCT) son fáciles de digerir e ideales para este momento. Puedes obtenerlos a través del aceite de coco o del aceite MCT.

Otras opciones recomendables son el aguacate, las nueces y el aceite de oliva virgen.

¿Cuánto comer?

Dependerá del protocolo, del momento del día, de si has entrenado o no y, por supuesto, del tipo de alimentación que realices.

Un aporte de un 20-30 por ciento del total de tus calorías diarias será un buen punto de partida para romper el ayuno. Por tanto, puedes ingerir unas 500-600 calorías.

Tras esta primera comida, y dependiendo de tu requerimiento energético diario, podrás dividir las restantes de acuerdo con tu objetivo.

Es preferible que distribuyas los hidratos de carbono en las siguientes comidas, aunque esto también dependerá de tu objetivo y de tu alimentación actual.

Otro factor que debes tener en cuenta es si esta primera comida está programada para el postentrenamiento, en cuyo caso podrías incrementar su cantidad y composición.

¿Se puede comer fruta?

Dependerá del motivo de la práctica del ayuno, del tipo de alimentación y del contexto. Si vienes de un entrenamiento y deseas reponer los depósitos de glucógeno hepático, consumir fruta puede ser una opción para ese objetivo. Elige preferiblemente frutas con un bajo índice glucémico y ricas en fibra:

- piña,
- kiwi,

- manzanas verdes,
- frutos del bosque.

Un aporte de 15-30 g netos de hidratos de carbono proveniente de estas fuentes será más que suficiente.

¡Importante! Cuando realices un ayuno con enzimas, prioriza el consumo de estas frutas y aumenta su cantidad.

ADAPTA EL AYUNO A TU ESTILO DE VIDA

Estas pautas básicas te ayudarán a salir del estado de ayuno de forma progresiva y segura para tu organismo. A partir de este punto, puedes modificarlo y adaptarlo a tu estilo de vida. Experimenta, escucha a tu cuerpo y, sobre todo, sé consciente de tus sensaciones. Asimismo, puedes jugar con las variables y hacer del ayuno una experiencia agradable a la que consigas sacarle el máximo provecho.

Hackea tu mente

El hambre fisiológica ocurre cuando experimentas sensación de vacío en tu estómago, debilidad o disminución de la energía. Por el contrario, **el hambre hedónica —también conocida como «emocional» o «psicológica»— es un deseo de comer por hábito, aburrimiento o estímulos externos, es decir, por impulsos inconscientes.** En otras palabras, tu cerebro busca obtener su «dosis» de placer a través de la comida.

En 1965 el escocés Angus Barbieri, de 27 años y con un grave problema de obesidad, decidió cambiar su vida: ayunó durante 382 días bajo supervisión médica y perdió 125 kg en el proceso, pasando de 207 a 82 kg.

Insisto, el ayuno no es sinónimo de pasar hambre. Lo más difícil del ayuno es cambiar de paradigma sobre la frecuencia de la comida, cambiar hábitos cimentados durante años y desaprender lo aprendido para aprender algo nuevo.

Si prestas mayor atención a tu cuerpo y analizas tus sensaciones, cambias la forma en que te afectan tus impulsos inconscientes y tomas el control sobre tus pensamientos y tu cuerpo.

Cambia tu forma de pensar

Es muy distinto comer para experimentar placer culinario, darte un capricho o porque es la «hora», que hacerlo para nutrir tu cuerpo, sanar tu microbiota y disponer de energía para atender tus actividades diarias.

La obesidad y las enfermedades metabólicas son principalmente el resultado de alteraciones fisiológicas, así como de la adaptación hedónica psicológica a la fiebre de la dopamina que te aportan los alimentos altamente estimulantes. Esta dependencia causa que las personas adquieran hábitos de alimentación incorrectos.

Si tuvieras un avión de reacción, no le meterías gasolina para motocicleta, sino que usarías combustible de alto octanaje especial. Pues lo mismo sucede con tu cuerpo.

¿Para qué ingerir grasas trans provenientes de alimentos procesados como los embutidos cuando puedes darle a tu cuerpo triglicéridos de cadena media en forma de aceite de coco o de aceite MCT?

¿Para qué provocar un exceso de insulina, con todas las alteraciones metabólicas que causa debido al exceso de hidratos de carbono y azúcar, cuando ahora sabes que no es necesario comer de manera frecuente y que mantener la insulina inhibida produce adaptaciones metabólicas que favorecen tu salud?

Cuando empiezas a realizar ayunos y a ser consciente de sus beneficios, su práctica se vuelve habitual y tu apetito se suprime, al punto que experimentas una sensación de plenitud, bienestar y enfoque de la mente. El paradigma del hambre se ha suprimido.

Pero comer no es el único placer que produce dopamina. Todo lo que genere un estímulo placentero activa este neurotransmisor, que tiene su función positiva, pero también un papel importante en la formación de adicciones.

Las bebidas alcohólicas, el fumar, el sexo, los *likes* en redes sociales, la comida hiperpalatable —también llamada «comida basura»—, el café, los deportes extremos y, en general, todas aquellas actividades placenteras que, practicadas en exceso, generan una insensibilidad a la dopamina van creando una dependencia, pues cada vez necesitas aumentar la dosis para lograr experimentar una sensación similar a la primera vez.

Así, te adaptas a un estímulo hedónico o placentero, tu cerebro busca constantemente medios para estimular la dopamina y, como resultado, generas una nueva homeostasis.

Para no ir tan lejos, observa a los animales en la naturaleza y comprenderás que todo esto es un estado mental, que eres tú quien elige cambiar y romper tu paradigma sobre la comida.

Los animales viven en la «escasez» de alimentos, deben mantenerse atentos y alerta no solo para cazar, sino también para huir de los depredadores. Sus cuerpos se han adaptado al entorno para lograr la supervivencia.

Un ayuno de dopamina de vez en cuando es un buen punto de partida.

El hambre no consiste simplemente en la carencia de comida, es un proceso hormonal regulado por múltiples factores como un equilibrio entre la leptina, la grelina y los ritmos circadianos.

Al tomar consciencia de que tu salud es lo más importante para alcanzar tus propósitos de vida, comprendes que la homeostasis, el equilibrio, entre el placer y lo esencial es la clave para vivir en armonía y plenitud.

Cada uno de nosotros
está en la tierra
para descubrir su propio
camino, y jamás
seremos felices si
seguimos el de otro.

James van Praagh

AYUNA PARA SENTIRTE (Y CONOCERTE) MEJOR

El primer escalón es sanar por dentro y también conocer tu «yo interior», ambos pasos van de la mano.

Ignorar tus sensaciones, emociones y pensamientos hará que actúes sin control o consciencia de lo que haces, con lo que será más fácil que te dejes llevar por lo que hacen los demás.

Concluyo de esta manera porque, como ya he dicho, la práctica del ayuno —al igual que cualquier otra estrategia nutricional— es personalizada e individualizada, no hay un protocolo mejor que los demás.

Recuerda empezar con un motivo en mente, esto te ayudará a determinar qué tipo, duración y frecuencia de ayuno te conviene.

No te mortifiques pensando en qué consumir durante el estado de ayuno para no romperlo o si es mejor entrenar en ayunas o no. Todo va a depender de tu contexto y sensaciones.

Disfruta del ayuno y toma el control de tu vida.

Experimenta, practica el método de prueba y error. Esto no quiere decir que pongas en riesgo tu salud, sino que seas consciente de las diferentes manifestaciones que se expresan durante el ayuno. Sobre todo, ajusta los tiempos y la frecuencia del ayuno hasta que logres dar con la «tecla» y su práctica se vuelva un hábito que integre tu estilo de vida.

No existe una guía definitiva, mágica o milagrosa sobre el ayuno. Nada sustituye a una alimentación equilibrada que sea lo más orgánica y natural posible, al movimiento o actividad física y a los hábitos que contribuyen a mejorar tu salud.

El ayuno no es mágico, milagroso ni el santo grial, pero mi experiencia sí me ha demostrado que es eficaz como práctica de autoconocimiento.

Este libro se enfoca en brindarte información que te permita tener una noción sobre qué sucede en tu interior y cómo se manifiesta en el exterior, para que, de esta manera, adquieras la conciencia y el control sobre ti mismo.

A medida que el ser humano evoluciona, también lo hacen la ciencia y la tecnología. Por tanto, lo que hoy lees puede cambiar en menos de lo que te imaginas. Mi compromiso es mantener actualizados mis conocimientos y la información contenida en este texto.

Al igual que tú, persigo la salud, el bienestar y el desarrollo personal. No dudes en comentar tu opinión acerca de este material, ya que servirá para mejorarlo y evolucionar.